# Grundlagen und moderne Anwendungspraxis der nasalen High-Flow-Therapie (NHF)

UNI-MED

**Bräunlich, Jens:**
Grundlagen und moderne Anwendungspraxis der nasalen High-Flow-Therapie (NHF)/Jens Bräunlich.-
1. Auflage – Bremen: UNI-MED, 2021
(UNI-MED SCIENCE)
ISBN 978-3-8374-1614-5



Printed in Europe

## UNI-MED. Die beste Medizin.

In der Reihe UNI-MED SCIENCE werden aktuelle Forschungsergebnisse zur Diagnostik und Therapie wichtiger Erkrankungen "state of the art" dargestellt. Die Publikationen zeichnen sich durch höchste wissenschaftliche Kompetenz und anspruchsvolle Präsentation aus. Die Autoren sind Meinungsbildner auf ihren Fachgebieten.

# Vorwort und Danksagung

Seit einigen Jahren etabliert sich eine neue Form der nicht-invasiven Atemunterstützung/Oxygenierung. Zu Beginn kritisch beäugt, zeigten große Landmarkstudien den Benefit der Nasalen High-Flow-Therapie (NHF) in der klinischen Praxis. Exzellente physiologische Studien ließen uns die Wirkweise des NHF besser verstehen. Die ungebrochene Begeisterung für das Verfahren führte zu einer schnell wachsenden Forschungstätigkeit.

Autoren der ersten Stunde haben geholfen, dieses Buch, welches erstmals das Wissen um den NHF zusammenfasst, entstehen zu lassen. Ihnen allen danke ich herzlich an dieser Stelle für die hervorragende Zusammenarbeit. Ich hoffe, dass dieses Buch zu einem schnelleren Verständnis und zunehmenden Akzeptanz des NHF beiträgt und Kollegen, Forscher und Interessierte gleichermaßen motiviert.

*Emden, im April 2021* *Jens Bräunlich*

# Geleitwort zur 1. englischsprachigen Edition

Die Nasale High-Flow-Therapie (NHF), in der englischsprachigen Terminologie auch bekannt unter einer ganzen Reihe weiterer Begriffe wie *high-flow nasal oxygen* (HFNO), *high-flow nasal cannula* (HFNC), *nasal high-flow* (NHF) oder auch *therapy with nasal insufflation* (TNI), ist eine aufstrebende Atemtherapie, die in der Akutversorgung weltweit an Bedeutung gewonnen hat. Bedenkt man, dass der technologische Fortschritt und damit die Fähigkeit, Gas mit einer Flussgeschwindigkeit von bis zu 60 l/min vollständig zu erwärmen und zu befeuchten, schon vor etwa 20 Jahren zur Einführung der NHF-Therapie geführt hat, ist sie keine ganz neue Therapie. Doch die gobale weit verbreitete Einführung fand erst in den letzten Jahren statt – und sie dauert weiter an. Dies ist auf die Komfort- und Verträglichkeitsvorteile der NHF-Therapie gegenüber früheren Standardtherapien wie dem High-Flow-Standardsauerstoff oder der nichtinvasiven Beatmung (NIV) zurückzuführen sowie auf die Tatsache, dass es immer mehr Evidenz für die klinische Anwendung des Verfahrens gibt.

Wie bei jeder neuen Technologie wird das aktuell Bekannte vom noch Unbekannten in den Schatten gestellt. Wir wissen, dass das Erwärmen und Befeuchten von Gas bei hohen Durchflussraten für die nasale Verabreichung viel erträglicher ist als kühles trockenes Gas. Wir wissen auch, dass diese Art der Verabreichung die Funktion der Atemwegsschleimhaut, insbesondere die mukoziliären Motilität, besser aufrecht erhält, was das Sekretmanagement zu erleichtern scheint. Darüber hinaus hat sich gezeigt, dass das durch die NHF-Therapie erzielte Auswaschen des Totraums im Nasopharynx und in den oberen Atemwegen die Beatmungseffizienz verbessert und zusammen mit einer Verringerung der Atemfrequenz schlussendlich auch zu einer Verringerung der Atemarbeit beiträgt. Die verfügbaren Beweise stützen die Theorie, dass der NHF besonders nützlich bei der Behandlung von hypoxämischem Atemversagen mittlerer Schwere ist. Wir verstehen die genauen Mechanismen noch nicht, nach denen die NHF-Therapie funktioniert, wie viel Totraum für die bestmögliche Wirksamkeit durchspült werden muss, wie sich Atmungsmuster und Atemfrequenz ändern, welchen Beitrag der positive endexspiratorische Druck leistet und in welcher Beziehung diese Mechanismen zueinander stehen. Darüber hinaus gibt es erhebliche Unterschiede zwischen den Reaktionen bei der Anwendung im Umfeld verschiedener Krankheitszustände und speziell zwischen unterschiedlichen Individuen, die ebenfalls nur unzureichend verstanden werden. Wir wissen auch nicht genau, wie die NHF-Einstellungen am besten angepasst werden können, speziell im Vergleich zur NIV bei verschiedenen Krankheitszuständen oder über das gesamte Spektrum der Schweregrade hinweg.

Die Veröffentlichung einer Publikation, die sich mit dem aktuellen Grundverständnis der NHF-Technologie, -Mechanismen und -Anwendungen befasst, ist somit zeitnah unbedingt erforderlich. Wir haben genügend Informationen gesammelt, um dies zu rechtfertigen; durchaus auch als Mittel, um aktuelle Wissenslücken zu identifizieren und zukünftige Forschungstendenzen anzuregen. Der Herausgeber hat dafür eine hochqualifizierte Gruppe von Mitautoren zusammengestellt, um deren Fachwissen und Perspektiven zu Schlüsselbereichen der NHF-Therapie zu präsentieren.

Der erste Abschnitt des Buches befasst sich mit Hintergrundinformationen und technischen Aspekten. Die einzelnen Wirkmechanismen beim Auswaschen des Totraums, die Auswirkungen der Befeuchtung auf die Atemwege und der Einfluss des NHF auf den Atemwegsdruck sowie die sich daraus ergebenden Auswirkungen auf das Atmungsmuster und die Atemarbeit werden dabei berücksichtigt. Anschließend werden die NHF-Effekte auf die Sauerstoffversorgung und den Kohlendioxidaustausch untersucht und mit Daten und Fakten zu pädiatrischen Anwendungen die ersten therapeutischen Ziele des Verfahrens analysiert.

Führende Experten präsentieren dann die wichtigsten klinischen NHF-Anwendungen, die bisher identifiziert wurden: der Einsatz bei hypoxämischem Atemversagen und bei Atemversagen nach Extubation sowie bei anderen spezifischen Zuständen wie in der Notaufnahme, zur Apnoe-Sauerstoffversorgung, im Umfeld der Bronchoskopie und in der Palliativmedizin, wo die Vorteile des Verfahrens im Vergleich zur

NIV den NHF zu einer willkommenen Alternative machen. Die Aerosolabgabe, eine weitere wichtige Anwendung, die nur unzureichend untersucht wurde, wird ebenfalls diskutiert.

Auch ein Kapitel über die Verwendung des NHF bei der Behandlung des hyperkapnischen Atemversagens ist enthalten. Obwohl diverse Studien heute eindeutig zeigen, dass der NHF den $CO_2$-Abfluss durch Auswaschen des Totraums verbessert und durch verminderte Atemarbeit höchstwahrscheinlich auch zu einer verringerten $CO_2$-Produktion beiträgt, fehlen weitere gut konzipierte klinische Studien zum Nachweis der NHF-Wirksamkeit bei der Behandlung des hyperkapnischen Atemversagens, vor allem im Vergleich zur NIV. Dies ist ein wichtiger Aspekt für zukünftige Untersuchungen.

Der Text deckt die relevanten Themen umfassend ab. Auch die Verwendung des NHF in postakuten und sogar häuslichen Situationen kann sich als wichtig erweisen, wurde jedoch bisher weniger gut untersucht. Dieses NHF-Kompendium sollte sich für Pneumologen und Intensivmediziner sowie Auszubildende, Krankenschwestern und -therapeuten sowie durchaus auch für Pharmakologen und Physiotherapeuten als nützlich erweisen. Es stellt in dieser Form eine willkommene Ergänzung der medizinischen Fachliteratur dar.

*Boston, im April 2018* — *Nicholas S. Hill*

# Autoren

## Herausgeber

Jens Bräunlich
Direktor des Zentrums für Innere Medizin
Klinik für Pneumologie und Beatmungsmedizin
Klinikum Emden gGmbH
Bolardusstraße 20
26721 Emden

*Kap. 2., 3.3., 8., 9.*

## Autoren

Mariangela Battilana
Department of Medical, Oral and Biotechnological Sciences
School of Medicine and Health Sciences
Section of Anesthesia, Analgesia, Perioperative and Intensive Care
Gabriele d'Annunzio University of Chieti-Pescara
SS. Annunziata Hospital
Via dei Vestini
66100 Chieti
Italien

*Kap. 6.*

Amanda Corley
Critical Care Research Group
The Prince Charles Hospital and University of Queensland
Chermside 4032 QLD
Australien

*Kap. 3.4.*

Rémi Coudroy
CHU de Poitiers, Service de Réanimation Médicale
2, rue de la Milétrie, CS 90577
86021 Poitiers cedex
Frankreich

*Kap. 5.*

Mathieu Delorme, PT, MSc
Centre de recherche de l'Institut universitaire de cardiologie et de pneumologie de Québec
2725, Chemin Sainte-Foy
G1V4G5
Québec, QC
Kanada

*Kap. 3.1., 3.5.*

Donna Franklin
Pediatric Critical Care Research Group
Pediatric Intensive Care Unit
Lady Cilento Children's Hospital, Mater Research
The University of Queensland
South Brisbane 4101 QLD
Australien

*Kap. 4.*

John F. Fraser
Critical Care Research Group
The Prince Charles Hospital and University of Queensland
Chermside 4032 QLD
Australien

*Kap. 3.4.*

Jean-Pierre Frat
CHU de Poitiers, Service de Réanimation Médicale
2, rue de la Milétrie, CS 90577
86021 Poitiers cedex
Frankreich

*Kap. 5.*

Marina García-de-Acilu
Critical Care Department
Vall d'Hebron University Hospital
Vall d'Hebron Research Institute
Barcelona
Spanien

*Kap. 1., 3.2.*

Gonzalo Hernández
Critical Care Department
Virgen de la Salud University Hospital
Toledo
Spanien

*Kap. 1., 3.4.*

Nicholas S. Hill
Division of Pulmonary, Critical Care and Sleep Medicine
Tufts University School of Medicine
800 Washington St 257
Boston, MA 02111
USA
*Geleitwort*

François Lellouche
Centre de Recherche de l'Institut Universitaire de Cardiologie et de Pneumologie de Québec
2725, Chemin Sainte-Foy
G1V4G5
Québec, QC
Kanada
*Kap. 3.1., 3.5.*

Salvatore Maurizio Maggiore
Department of Medical, Oral and Biotechnological Sciences
School of Medicine and Health Sciences
Section of Anesthesia, Analgesia, Perioperative and Intensive Care
Gabriele d'Annunzio University of Chieti-Pescara
SS. Annunziata Hospital
Via dei Vestini
66100 Chieti
Italien
*Kap. 6.*

Jonathan Messika
IAME, UMR 1137, INSERM
Université Paris Diderot
Service de Réanimation Médico-chirurgicale, APHP, Hôpital Louis Mourier
178 rue des Renouillers
F-92700 Colombes
Frankreich
*Kap. 7.*

Flavia Petrini
Department of Medical, Oral and Biotechnological Sciences
School of Medicine and Health Sciences
Section of Anesthesia, Analgesia, Perioperative and Intensive Care
Gabriele d'Annunzio University of Chieti-Pescara
SS. Annunziata Hospital
Via dei Vestini
66100 Chieti
Italien
*Kap. 6.*

Jean-Damien Ricard
IAME UMR 1137, INSERM
Université Paris Diderot
Service de Réanimation Médico-chirurgicale, APHP, Hôpital Louis Mourier
178 rue des Renouillers
F-92700 Colombes
Frankreich

*Kap. 7.*

Oriol Roca
Critical Care Department
Vall d'Hebron University Hospital
Vall d'Hebron Research Institute
Barcelona
Spanien

*Kap. 1., 3.2.*

Andreas Schibler
Pediatric Critical Care Research Group
Pediatric Intensive Care Unit
Lady Cilento Children's Hospital, Mater Research
The University of Queensland
South Brisbane 4101 QLD
Australien

*Kap. 4.*

Arnaud W. Thille
CHU de Poitiers, Service de Réanimation Médicale
2, rue de la Milétrie, CS 90577
F-86021 Poitiers cedex
Frankreich

*Kap. 5.*

Hubert Wirtz
Bereichsleiter Pneumologie
Klinik und Poliklinik für Onkologie, Gastroenterologie,
Hepatologie, Pneumologie und Infektiologie
Liebigstraße 20
04103 Leipzig

*Kap. 3.3.*

# Inhaltsverzeichnis

# 1. Einführung

## 1.1. Pathophysiologie der respiratorischen Insuffizienz

Das akute Atemversagen kann als Verlust der Fähigkeit des Atmungssystems definiert werden, suffizient die Lunge zu belüften und so dem Blut und den damit zu versorgenden Organen ausreichend Sauerstoff zuzuführen. In dieser Situation ist das Atmungssystem nicht mehr in der Lage, den Stoffwechselbedarf des Körpers hinsichtlich der Sauerstoffversorgung des Blutes und/oder die Eliminierung von Kohlendioxid ($CO_2$) zu bewältigen. Ein solches Atemversagen kann durch eine Störung in einer der Komponenten des Atmungssystems einschließlich der Atemwege, Alveolen, des Zentralnervensystems (ZNS), des peripheren Nervensystems, der Atemmuskulatur und der Brustwand verursacht werden. In der Praxis kann Atemversagen klassifiziert werden als

- hypoxämisch vom Typ I ($p_aO_2$ <60 mmHg mit normalem oder erniedrigtem $p_aCO_2$) oder
- hyperkapnisch vom Typ II ($p_aCO_2$ >45 mmHg).

In der Klassifikation des Atemversagens können noch zwei weitere Typen unterschieden werden:

- Typ III – postoperatives Atemversagen, im Regelfall verursacht durch Atelektasen, und
- Typ IV – Schock-assoziiert (unabhängig von der Ursache des Schocks tritt das Atemversagen durch unzureichende Zufuhr von $O_2$ zu den Atemmuskeln in Verbindung mit einer übermäßigen Belastung der Atemmuskulatur auf)

Dabei bewirken vier pathophysiologische Mechanismen die Hypoxämie im Umfeld einer hohen Bandbreite unterschiedlicher Erkrankungen [1]:

- Der erste und häufigste Mechanismus ist ein **Missverhältnis von Ventilation und Perfusion**, das auftritt, wenn entweder die Ventilation in normal perfundierten Regionen verringert wird oder wenn in bestimmten Lungenarealen die Ventilation stärker eingeschränkt ist als die Perfusion
- Der zweite ist ein **erhöhter** intrapulmonaler oder intrakardialer **Shunt**. In diesem Fall umgeht sauerstoffarmes gemischt-venöses Blut die beatmeten Alveolen, was zu einer venösen Beimischung des in anderen Bereichen der Lunge oxygenierten Blutes führt.
- Der dritte ist eine **Diffusionsstörung**, welche bei Krankheiten auftritt, die die Kapillaroberfläche verringern oder eine Verkürzung der Transitzeit des Blutes durch die Lungenkapillaren zur Folge haben
- Der vierte Mechanismus ist der einer **alveolaren Hypoventilation**

Beim Nichtvorhandensein einer zugrunde liegenden Lungenerkrankung ist eine mit einer Hypoventilation einhergehende Hypoxämie durch einen normalen alveolär-arteriellen Gradienten bestimmt, während Störungen, bei denen einer der anderen Mechanismen wirksam ist, durch eine Vergrößerung des alveolär-arteriellen Gradienten gekennzeichnet sind, was eine schwere Hypoxämie zur Folge hat.

Eine alveoläre Hypoventilation führt zu hyperkapnischem Atemversagen. Die häufigste Ursache für hyperkapnisches Atemversagen ist eine chronisch obstruktive Lungenerkrankung (COPD). Drei Hauptursachen für hyperkapnisches Atemversagen werden beschrieben:

1) eine Insuffizienz des Atemzentrums im ZNS

2) mechanische Defekte der Brustwand und

3) übermäßige Inspirationsbelastung, die zu Muskelermüdung führt [1]

Wenn das Atemversagen plötzlich einsetzt, erhöht der akute $p_aCO_2$-Anstieg die Wasserstoffionenkonzentration, was einen Abfall des pH-Werts zur Folge hat. Entwickelt sich ein Atemversagen dagegen langsam, kann durch die einsetzende renale Kompensation unter Beibehaltung der Bicarbonatkonzentration ein nahezu normaler pH-Wert gewährleistet werden.

## 1.2. Sauerstoffgeräte mit hohem und niedrigem Durchfluss

Die Sauerstoffzufuhr ist der erste Schritt in der Therapie des hypoxämischen Atemversagens. Es exisitieren zwei Grundtypen nicht-invasiver Sauerstoffgeräte:

- mit niedrigem Durchfluss (low-flow)
- mit hohem Durchfluss (high-flow)

In beiden Fällen wird Sauerstoff üblicherweise über Nasenkanülen oder Masken appliziert, die einfach, kostengünstig, leicht zu verwenden und normalerweise auch gut verträglich sind. Obwohl auch Low-Flow-Geräte einen Durchfluss bis zu 15 l/min liefern können, kann der maximale Durchfluss durch Beschwerden des Patienten begrenzt sein. Selbst bei Verwendung von Geräten mit einfachen Luftbefeuchtern (sog. Aquapacks) können Luftströme von über 6 l/min zu unzureichender Wärme und zur Feuchtigkeit des Gases führen. Darüber hinaus ist dieser Fluss weitaus geringer als der maximale inspiratorische Fluss bei Patienten mit hypoxämischen Atemversagen, der höher als 70 l/min sein kann [2]. Daher übersteigt die maximale inspiratorische Flussrate dieser Patienten die Flussraten, die durch herkömmliche Sauerstoffvorrichtungen erreicht werden, was zu einer Verdünnung des verabreichten Gases und einer Verringerung der Sauerstoffmenge führt, die schlussendlich die Alveolen erreicht. In den letzten Jahren haben sich in vielen klinischen Situationen neue Geräte als sichere und nützliche supportive Behandlungsoption herausgestellt, die ein vollständig konditioniertes Gas über eine Nasenkanüle mit großer Öffnung bei sehr hohem Durchfluss (bis zu 60 l/min) abgeben [2].

## 1.3. Prinzipien der mechanischen Beatmung

Eine mechanische Beatmung kann in Betracht gezogen werden, wenn trotz des Einsatzes nicht-invasiver Atemunterstützungsgeräte zur Entlastung der Atemmuskulatur keine adäquaten $paO_2$- und $p_aCO_2$-Werte gewährleistet werden können. Die Hauptindikationen sind:

1) Schutz der Atemwege bei Patienten mit eingeschränktem Bewusstsein (z.B. nach Schädel-Hirntrauma, Schlaganfall, Überdosierung, Anästhesie)

2) hyperkapnisches Atemversagen aufgrund von Atemwegs-, Brustwand- oder Atemmuskelerkrankungen

3) hypoxämisches Atemversagen oder

4) Kreislaufversagen

**Bei der mechanischen Beatmung werden Überdruckgeräte verwendet, um (ganz oder teilweise) den $O_2$- und $CO_2$-Transport zwischen der Umgebung und dem Lungenkapillarbett zu gewährleisten. Während der Überdruckbeatmung drückt das Beatmungsgerät Luft in die zentralen Atemwege, wobei der resultierende Druckgradient einen Luftstrom in die kleinen Atemwege und Alveolen bewirkt.**

Die mechanische Beatmung hat verschiedene Auswirkungen auf die Atemwege und auch eine Reihe systemischer Effekte. Durch Überdruckbeatmung können intraparenchymale Shunts reduziert werden, indem die Alveolarbelüftung verbessert wird, wodurch die V/Q-Ratio (der sogenannte Ventilations-Perfusions-Quotient; errechnet aus der pulmonalen Ventilation V und der Lungenperfusion Q, die dem Herzzeitvolumen entspricht), und die Oxygenierung verbessert werden; insbesondere dann, wenn zusätzlich ein PEEP (= *Positive EndExpiratory Pressure*, positiver endexspiratorischer Druck) besteht. Im Gegensatz dazu kann dadurch jedoch auch der sogenannte Alveolar-Totraum vergrößert werden, indem die Belüftung in den Alveolen erhöht wird, in denen es parallel dazu jedoch *nicht* zu einer entsprechenden Erhöhung der Perfusion kommt, wodurch ein V/Q-Mismatch noch verschlechtert wird. Die Verteilung des PEEP ist nie gleichmäßig, da die Beatmungsmenge eine Funktion von drei Faktoren ist, die innerhalb der Lunge von Region zu Region variieren: Alveolar-Compliance, Atemwegswiderstand und Lungenareal (obere versus untere Lungenzone). Darüber hinaus wird die Heterogenität der Beatmung bei Patienten mit Atemwegserkrankungen und parenchymalen Lungenerkrankungen zusätzlich noch verstärkt.

Trotz der in den letzten Jahrzehnten erzielten Fortschritte ist die mechanische Beatmung auch mit schädlichen Wirkungen wie Barotrauma, dem sogenannten *auto-positive end-expiratory pressure* (auto-PEEP), Muskelatrophie (einschließlich Zwerchfell), Beeinträchtigung der mukoziliären Motilität innerhalb der Atemwege und hämodynamischen Effekten wie Hypotonie und rechtsventrikulärem Versagen assoziiert. Es konnte gezeigt werden, dass eine mechanische Beatmung durch verschiedene Mechanismen eine sogenannte *ventilator-associated lung injury* (VALI) hervorrufen kann [3]. Eine alveoläre Überdehnung und zyklische Atelektasen scheinen die Hauptinitiatoren einer Alveolarverletzung zu sein, was zu interstitiellen und alveolären Ödemen mit hoher Permeabilität, Alveolarblutungen, hyalinen Membranen, Verlust des funktionellen Surfactant und zum Alveolarkollaps führt.

## 1.4. Rolle und Grenzen der nicht-invasiven Beatmung

Eine mechanische Beatmung kann invasiv oder nicht-invasiv erfolgen. Die potentiellen Vorteile der nicht-invasiven Beatmung (NIV) hängen hauptsächlich mit der Vermeidung einer Intubation mit Sedierung sowie dem dabei möglichen Risiko einer beatmungsbedingten Lungenverletzung und der Entstehung einer Pneumonie zusammen. Die Auswahl von Patienten für die NIV erfordert sorgfältige Überlegungen. Sie wird insbesondere für zwei verschiedene Ursachen des akuten Atemversagens (*acute respiratory failure*, ARF) empfohlen:

- hyperkapnische COPD-Exazerbationen und
- kardiogenes Lungenödem [4]

In anderen klinischen Situationen kann keine eindeutige Empfehlung für die Anwendung gegeben werden, und die Entscheidung zur Einleitung einer NIV muss jeweils individuell erfolgen. Die Evidenz bezüglich der Wirksamkeit einer NIV bei Patienten mit ARF und akutem Atemnotsyndrom ist widersprüchlich [5-7]. Der Grund hierfür ist unklar, kann jedoch mit den unterschiedlichen Ursachen für das Atemversagen, der Schwere der Lungenverletzung und einem Organversagen mit Schockzustand zusammenhängen. Die NIV kann dann Patienten vorbehalten sein, die hämodynamisch stabil sind, leicht mit Sauerstoff versorgt werden können, die Kriterien für eine sofortige Intubation nicht erfüllen und schlussendlich auch keine der Kontraindikationen für deren Anwendung aufweisen. Ein kurzer NIV-Versuch zur Beurteilung der Wirksamkeit und zur Vermeidung einer unnötigen Intubation wird bei Patienten empfohlen. Dieser darf jedoch eine notwendige Intubation nicht verzögern.

Während der NIV sind Komplikationen im Zusammenhang mit dem positiven Beatmungsdruck (z.B. Barotrauma oder hämodynamische Instabilität) weniger häufig als bei der invasiven mechanischen Beatmung. Allerdings müssen bei der NIV auch einige Einschränkungen in Kauf genommen werden. Da sie nicht für alle Patienten geeignet ist, macht die Patientenauswahl eine sorgfältige Prüfung erforderlich. Darüber hinaus kann sie auch nur für einen begrenzten Zeitraum angewendet werden. An der Schnittstelle zum Körper kann es zu erheblichen Beschwerden und lokalen Komplikationen wie Augenreizungen, Hautschäden und sogar Geschwüren kommen. Patienten unter einer NIV haben zudem auch ein erhöhtes Risiko für eine Magendistension und für Aspirationen, da sie nicht über einen gesicherten Atemweg verfügen. Obwohl mit den neue Beatmungsgeräten auch neue Gerätemodi und -technologien angeboten werden, ist der Umgang mit Lecks und Asynchronitäten ebenfalls eine Herausforderung.

## 1.5. Rationale für die Anwendung eines NHF-Gerätes

Die NHF-Therapie zeichnet sich durch eine Reihe von potenziellen Vorteilen aus [8,9]:

1. geringere Anteile von nicht zusätzlich oxygenierter Umgebungsluft, was zu einem höheren Anteil an eingeatmetem Sauerstoff führt
2. ein bestimmtes Maß an positivem Atemwegsdruck, was eine gewisse Verbesserung des endexspiratorischen Lungenvolumens bewirken könnte
3. ein Auswascheffekt in den oberen Atemwegen, der eine Verringerung des Totraums bewirkt
4. eine Verringerung des Nasenwiderstands aufgrund eines hohen Inspirationsflusses durch die Nase, wodurch möglicherweise die Atemarbeit verringert wird, und
5. die Konditionierung des inhalierten Gases, was die Clearance der Atemwegsekrete verbessert und den Atemwegswiderstand verringert.

Aufgrund der Einschränkungen hinsichtlich der Anwendung der nicht-invasiven Beatmung und der Sauerstofftherapie bietet die NHF-Therapie besonders interessante Perspektiven. Ihre Anwendung scheint bei Indikationen hilfreich zu sein, die bei anderen Geräten nicht optimal gesteuert werden. Hierbei spielen vielfältige Wirkmechanismen eine Rolle. Ein wesentlicher Vorteil der NHF-Therapie ist auch die sehr gute Verträglichkeit und einfache Anwendung. Daher kann NHF als potenziell nützliche und sichere Unterstützungstherapie bei Patienten mit Atemversagen angesehen werden.

## Literatur

1. Roussos C, Koutsoukou A. Respiratory failure. Eur Respir J Suppl 2003;47:3s-14s.

2. Roca O, Hernandez G, Diaz-Lobato S, Carratala JM, Gutierrez RM, Masclans JR, et al. Current evidence for the effectiveness of heated and humidified high flow nasal cannula supportive therapy in adult patients with respiratory failure. Crit Care 2016;20(1):109.

3. Slutsky AS, Ranieri VM. Ventilator-induced lung injury. N Engl J Med 2013;369(22):2126-36.

4. Rochwerg B, Brochard L, Elliott MW, Hess D, Hill NS, Nava S, et al. Official ERS/ATS clinical practice guidelines: noninvasive ventilation for acute respiratory failure. Eur Respir J 2017;50(2).

5. Bellani G, Laffey JG, Pham T, Madotto F, Fan E, Brochard L, et al. Noninvasive Ventilation of Patients with Acute Respiratory Distress Syndrome. Insights from the LUNG SAFE Study. Am J Respir Crit Care Med 2017; 195(1):67-77.

6. Patel BK, Wolfe KS, Pohlman AS, Hall JB, Kress JP. Effect of Noninvasive Ventilation Delivered by Helmet vs Face Mask on the Rate of Endotracheal Intubation in Patients With Acute Respiratory Distress Syndrome: A Randomized Clinical Trial. JAMA 2016;315(22):2435-41.

7. Frat JP, Thille AW, Mercat A, Girault C, Ragot S, Perbet S, et al. High-flow oxygen through nasal cannula in acute hypoxemic respiratory failure. N Engl J Med 2015; 372(23):2185-96.

8. Roca O, Riera J, Torres F, Masclans JR. High-flow oxygen therapy in acute respiratory failure. Respir Care 2010;55(4):408-13.

9. Goligher EC, Slutsky AS. Not Just Oxygen? Mechanisms of Benefit from High-Flow Nasal Cannula in Hypoxemic Respiratory Failure. Am J Respir Crit Care Med 2017;195(9):1128-31.

# 2. NHF-Geräte

Grundsätzlich ist ein NHF-Gerät ein offenes System. Im Gegensatz zur nicht-invasiven Beatmung (NIV) werden beim NHF ein konstanter Fluss, aber ein variabler Druck appliziert. Über einen speziellen Sauerstoffregulator erfolgt die Beimischung von Sauerstoff. Der hohe Gasfluss von bis zu 60 l/ min wird nur wegen der Befeuchtung und Erwärmung des Gases toleriert. Der Luftfluss wird entweder durch eine Wandarmatur oder eine interne Turbine sichergestellt. In einigen Fällen unterscheiden sich Luftbefeuchter/Heizgerät und Applikator erheblich.

| | NIV | NHF |
|---|---|---|
| Gasfluss | variabel | kontinuierlich |
| Einatemdruck | vorgegeben/ hoch, z.B. 20 mbar | variabel/ niedrig |
| Ausatemdruck | vorgegeben | variabel/ 3-5 mbar |
| Volumen | variabel | konstant |
| Feuchtigkeit | variabel | gesättigt |
| Schnittstelle | geschlossen | offen |
| Temperatur | variabel | 31-37 °C |

***Tab. 2.1:*** Technische Aspekte von NHF-Geräten im Vergleich zu Geräten zur nicht-invasiven Beatmung (NIV).

## Precision Flow® (Vapotherm)

Das erste im Handel erhältliche NHF-Gerät wurde ab 2000 von Vapotherm vertrieben. Die Haupteinheit des Precision Flow® steuert die gemischten Gase über einen Durchflusssensor und zeigt dies auf einem Monitor an.

Der Gasstrom wird durch eine separate Patrone erwärmt, in der das Gas an erwärmtem Wasser vorbeiströmt. Es besteht somit kein direkter Kontakt zwischen Gas und Wasser. Diese Entwicklung ist die Folge einer in der Literatur dokumentierten Kontamination des Gases mit dem Nachweis von *Ralstonia*-Proteobakterien. Das erhitzte und nunmehr angefeuchtete Gas wird in eine dreilumige Versorgungsleitung eingespeist. Hier sind zwei Lumen mit erwärmtem Wasser und das zentrale Lumen mit dem Gas ausgestattet, um dessen Abkühlung zu verhindern. Anschließend folgt eine Nasenkanüle (ähnlich einem verdickten Sauerstoffschlauch), um den Fluss an den Patienten abzugeben.

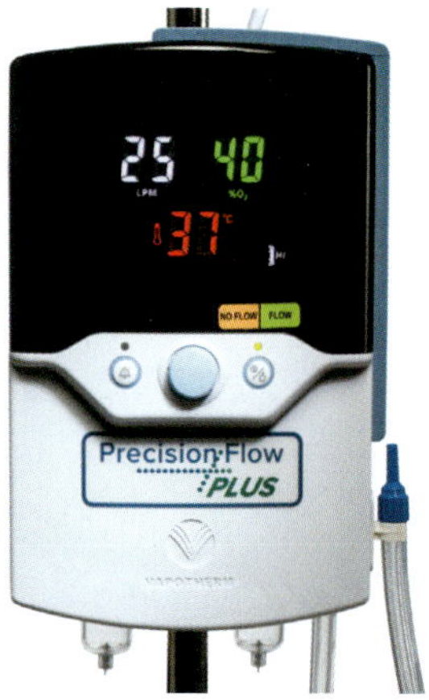


a

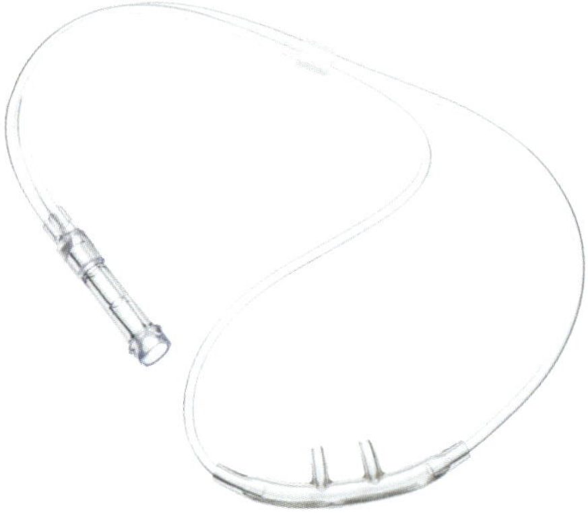

b

***Abb. 2.1a+b:*** Precision Flow® (Vapotherm). **a:** Gerät, **b:** Schnittstelle.

Es gibt eine Reihe von unterschiedlichen Nasenkanülen mit einem Außendurchmesser von 1,5 mm (Neugeborene) bis 4,8 mm (Erwachsene). Die Versorgung mit sterilem Wasser erfolgt über einen Infusionsbeutel. Beide Gase (Luft und Sauerstoff) kommen von außen. Das frühere Heimgerät (Flowrest) ist derzeit auf Anfrage nicht bei Vapotherm erhältlich.

## softFlow 50 (TNI medical AG)

Der TNI softFlow 50/Junior (TNI Medical AG) wurde entwickelt, um alle Anforderungen für die Verwendung in Krankenhäusern und in häuslicher Umgebung zu erfüllen. Durch den internen Flussgenerator wird aus der Raumluft oder einer Mischung aus Raumluft und externem Sauerstoff ein präzise geregelter stabiler Luftstrom bis 60 l/min erzeugt. Die Befeuchtereinheit optimiert die warme und befeuchtete Therapieluft.

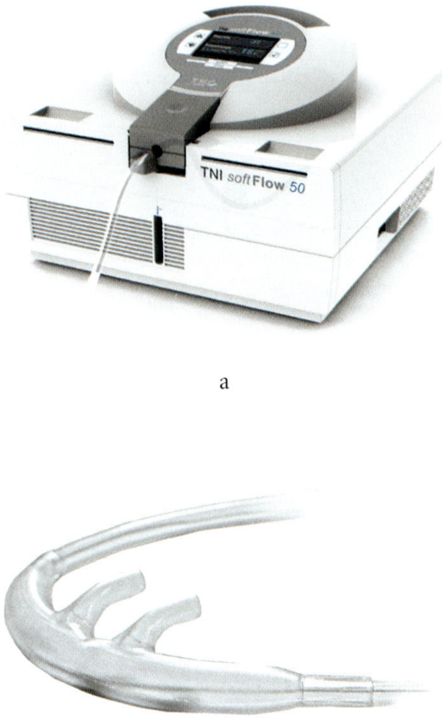


a

b

***Abb. 2.2a+b:*** TNI softFlow 50 (TNI medical AG, Deutschland). **a:** Gerät, **b:** Schnittstelle.

In der Heimversion wird die Befeuchterflüssigkeit in das Gerät gefüllt. Die Krankenhausvariante erfordert eine externe Flüssigkeitsversorgung. Die Schnittstelle (Applikator) ist geräuschoptimiert und wird bis zur Patientennase erwärmt, um dem Patienten in einem kleinen Schlauch ein kondensatfreies Gas zuzuführen. Die Applikatoren sind in drei Größen erhältlich.

## Airvo™ 2 (Fisher & Paykel)

Der Airvo ™ 2 (Fisher & Paykel) basiert auf den üblichen Luftbefeuchtern. Die Strömung wird von einer internen Turbine erzeugt. Die Versorgung mit sterilem Wasser erfolgt von außen. Es gibt einen Modus mit Durchflussraten von 15 bis 60 l/min sowie einen Junior-Modus von 5 bis 20 l/min.

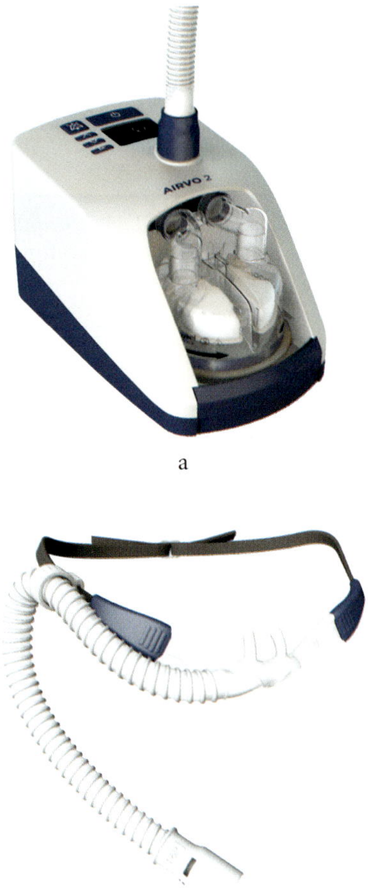


a

b

***Abb. 2.3a+b:*** Airvo™ 2 (Fisher & Paykel Healthcare, Neuseeland). **a:** Gerät, **b:** Schnittstelle.

Ein elektrisch beheizter Zufuhrschlauch führt die erwärmte Luft bis kurz vor die Nasenkanüle, die zuvor einen beheizten Wassertank mit spezieller Abflussrichtung der durchströmenden Luft passiert. Es gibt Kanülen für Kinder und Erwachsene in drei Größen (klein, mittel, groß). Darüber hinaus gibt es auch eine Klinikvariante.

# 3. Wirkungsmechanismen

## 3.1. Befeuchtung der Atemwege und Komfort während der NHF-Therapie

### 3.1.1. Einführung

Die Mehrzahl der Therapiegeräte für die nasale High-Flow-Therapie (NHF-Therapie) wurden erst in den vergangenen Jahren entwickelt. Sie liefern Flussraten von bis zu 60 l/min bei Erwachsenen, jedoch wurden für experimentelle Zwecke auch Flüsse von bis zu 100 l/min generiert und untersucht [1]. Die NHF-Therapie erfordert eine angemessene Befeuchtung der abgegebenen Gase, um von den Anwendern toleriert zu werden. Der dabei applizierte Fluss liegt deutlich über den physiologischen Parametern der normalen Atmung. Bei Menschen mit normaler Ruheatmung ist der Atemspitzenfluss normalerweise viel geringer, und die Inspirationsgase aus der Umgebungsluft enthalten etwa 10 mg $H_2O$/l oder noch etwas weniger, wenn z.B. eine Klimaanlage verwendet wird [2]. In der menschlichen Physiologie liegt der normale Bereich der absoluten Luftfeuchtigkeit in der Luftröhre zwischen 20 und 30 mg$H_2O$/l, abhängig von der Luftfeuchte der inspirierten Atemluft, dem Spitzenfluss und dem Atemzugang (oral oder nasal). Das Inspirationsgas in den Alveolen ist mit Wasserdampf bei 37 °C gesättigt (d. h. absolute Luftfeuchtigkeit oder Wassergehalt von 44 mg$H_2O$/l) [3-7].

Bei den meisten Systemen zur Atemunterstützung werden trockene medizinische Gase verwendet (Wassergehalt unter 5 mg $H_2O$/l), und normalerweise ist hierbei eine zusätzliche Befeuchtung erforderlich. Diese Systeme unterscheiden sich jedoch hinsichtlich mehrerer Faktoren, die die Befeuchtung des Atmungssystems beeinflussen können, wie z.B. eine Überbrückung der oberen Atemwege (invasive mechanische Beatmung), die Art des Flusses (kontinuierlich während NHF oder diskontinuierlich) und verwendete Spitzenströme. Die Empfehlungen zur Abgabe von angefeuchteten Gasen mit mindestens 30 mg$H_2O$/l während der invasiven mechanischen Beatmung gelten

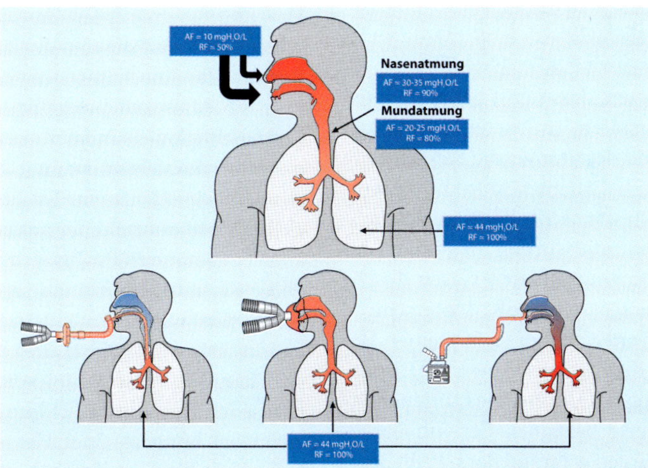


***Abb. 3.1:*** Physiologische Befeuchtung der Atemwege bei spontan atmenden Patienten (**obere Abbildung**) und mit Atemunterstützung: invasive und nicht-invasive Beatmung sowie nasale High-Flow-Therapie (**untere Abbildung**). Bei Personen mit spontaner Atmung reichern die oberen Atemwege das eingeatmete Gas mit 75 % der Wärme und Feuchtigkeit an mit einer besseren Effizienz bei der nasalen als bei der oralen Atmung. An den Alveolen ist das Gas vollständig mit Wasserdampf gesättigt und erreicht eine absolute Luftfeuchtigkeit von 44 mg$H_2O$/ L (bei einer Kerntemperatur von 37 °C). Für jede Form der Atemunterstützung gibt es unterschiedliche Herausforderungen bei der Befeuchtung, z.B. Bypass der oberen Atemwege (invasive mechanische Beatmung), hohe Durchflussmengen und trockene Gase (alle Atemunterstützungen). Eine weitere Herausforderung bei der Unterstützung der Beatmung ist der zusätzliche Totraum (in den Abbildungen rot dargestellt). **AF**: absolute Feuchtigkeit; **RF**: relative Feuchtigkeit.

möglicherweise nicht für andere Unterstüzungssysteme [8]. Für die nicht-invasive Beatmung liegen einige Daten vor, die darauf hindeuten, dass etwas niedrigere Feuchtigkeitsniveaus toleriert werden können [2]. Das optimale Feuchtigkeitsniveau während der nasalen High-Flow-Therapie ist jedoch derzeit nicht genau definiert (☞ Abb. 3.1).

### 3.1.2. Komfort während NHF

Auf den verbesserten Komfort mit NHF wurde in vielen Studien hingewiesen [9-12], insbesondere im Vergleich zur nicht-invasiven mechanischen Beatmung durch Wegfall einer eng anliegenden Maske [13] und sogar im Vergleich zur Standard-Sauerstofftherapie mit Maske [9, 14]. Der verbesserte Komfort hängt mit mehreren Aspekten zusammen. Hierzu gehören die verbesserte Sauerstoffversorgung und das Auswaschen des Totraums, die sowohl den Atemantrieb als auch die Atemfrequenz und die Atemarbeit verringern. Diese Auswirkungen des NHF werden in anderen Kapiteln dieses Buches ausführlich erörtert. Der Komfort während des NHF ist wahrscheinlich auch mit einer angemessenen Befeuchtung verbunden, was einen Hauptaspekt hinsichtlich der guten Verträglichkeit einer solchen Technik ausmacht; insbesondere, wenn sie mehrere Stunden oder Tage kontinuierlich angewendet wird.

Chanques et al. zeigten, dass selbst bei moderaten Sauerstoffdurchflussraten (mittlerer Durchfluss von 7 l/min während der Studie) die Befeuchtung mit kaltem Fluss bei 30 Patienten mit akuter Atemnot weniger wirksam war als die beheizte Befeuchtung [15]. In dieser Studie wurden Messungen der Luftfeuchtigkeit von eingeatmeten Gasen durchgeführt, und es zeigten sich große Unterschiede zwischen vorerwärmter, kalter und keiner Befeuchtung von medizinischem Sauerstoff (ungefähr 30 vs. 15 vs. 5 mg $H_2O$/l absolute Luftfeuchtigkeit). Ähnliche Werte bezüglich der inhalierten Luftfeuchtigkeit wurden während der CPAP-Beatmung (Abkürzung für englisch *continuous positive airway pressure*) mit angewärmter Befeuchtung und ohne Befeuchtung gefunden [2].

Cuquemelle et al. randomisierten 37 Patienten, die wegen akuter Ateminsuffizienz eine Sauerstofftherapie mit mäßigem Sauerstofffluss (ca. 10 l/min) ohne Befeuchtung oder mit angewärmter Befeuchtung erhielten [16]. Sie bewerteten den nasalen Widerstand mittels akustischer Rhinometrie, fanden jedoch bei diesem Parameter nach 24 Stunden keine Unterschiede. Sie konstatierten einen erhöhten Komfort nach 4 und 24 Stunden bei angewärmter Befeuchtung im Vergleich zu keiner Befeuchtung.

Die erwähnten Studien zeigten einen verbesserten Komfort bei angewärmter Befeuchtung im Vergleich zu keiner oder kalter Befeuchtung bei Verwendung moderater Flüsse. Es ist daher sehr wahrscheinlich, dass es umso wichtiger ist, eine angewärmte Befeuchtung zu verwenden, wenn höhere Luftströme zum Einsatz kommen. In der Literatur gibt es jedoch keine eindeutigen Daten zu den optimalen Einstellungen, die während der nasalen High-Flow-Therapie verwendet werden sollten.

### 3.1.3. Befeuchtung während der Sauerstofftherapie

Es ist bekannt, dass trockene Gase, die bei sehr hohen inspiratorischen Flüssen im Rahmen eines Atemversagens abgegeben werden, von Patienten nicht toleriert werden können. Doch ist die Definition von "trockenen" Gasen sowie der optimale Befeuchtungsgrad bei der Sauerstofftherapie derzeit unklar.

Der Einfluss trockener Gase auf die Bronchialschleimhaut und die mukoziliäre Clearance ist seit Beginn der mechanischen Beatmung bekannt [17]. Ebenfalls gut belegt ist, dass nicht nur die Luftfeuchtigkeit, sondern auch die Expositionsdauer berücksichtigt werden muss [18]. Erhöhte nasale Widerstände wurden bei Verwendung trockener Gase während der nasalen CPAP-Therapie auch bei gesunden Probanden nachgewiesen [19]. Diese Kaltluftexpositionen führen zu Atemwegsreaktionen, welche mit einem Metacholin-Provokationstests vergleichbar sind [20]. In dieser Hinsicht kann die Verwendung von trockener Luft den klinischen Zustand verschlimmern, insbesondere wenn bei Lungen- oder Herzerkrankungen eine bronchiale Hyperreaktivität vorliegt [21, 22].

#### 3.1.3.1. Befeuchtung während der Sauerstofftherapie mit niedrigem und mittlerem Durchfluss

In Nordamerika wird empfohlen, Sauerstoff zu befeuchten, wenn die Durchflussraten über 4 l/min liegen [23, 24]. Eine Kaltbefeuchtung ist jedoch sehr teuer und zudem nur von begrenzter Wirksamkeit. Wie bereits erwähnt, zeigte die Kaltbefeuchtung zum Verhindern einer Austrocknung der Nasenschleimhaut bei Patienten auf der Intensivstation mit moderaten Flüssen (Median 7 l/ min) in der Studie von Chanques et al. unbefriedigende Resultate [15]. Bei 185 hospitalisierten Patienten konnte gezeigt werden, dass es hinsichtlich der Symptome der Schleimhauttrockenheit keine oder kaum Unterschiede zwischen der Verwendung eines Luftbefeuchters und keiner Befeuchtung gab [25]. In der jüngsten Guideline der *British Thoracic Society* (BTS) für die Sauerstofftherapie wird empfohlen, eine Befeuchtung bei längerer Anwendung einer High-Flow-Sauerstofftherapie zu verwenden, jedoch nicht für die Low-Flow-Therapie mit Nasenkanülen oder -masken [26]. In diesen Leitlinien wird die Verwendung der Kaltbefeuchtung nicht empfohlen, da hierbei keine klinischen Auswirkungen nachgewiesen werden können [26].

In einer randomisierten kontrollierten Studie (RCT), die an 18 Patienten unter einer Low-Flow-Langzeit-Sauerstofftherapie (LTOT) durchgeführt wurde, konnte gezeigt werden, dass die Kaltbefeuchtung nicht besser war als gar keine Befeuchtung, da sich weder das Patienten-Outcome noch die Lungenfunktion veränderten [27]. In beiden Gruppen waren während einer zweijährigen Nachbeobachtungszeit die Clearance der Nasenschleimhaut und die Lungenfunktion in ähnlicher Weise verringert sowie die lokale Entzündung leicht erhöht [27]. Diese Studie warf die Frage nach einer aktiven Befeuchtung während einer Langzeit-Sauerstofftherapie mit geringem Durchfluss auf. Potenzielle klinische Vorteile von Anwendungen über kurze Zeiträume von 2 Stunden pro Tag mit hohen Durchflüssen (20-25 l/ min) und mit angewärmter Befeuchtung im Zusammenhang mit einer Low-Flow-Sauerstofftherapie wurden in einer RCT gezeigt, die bei 108 Patienten mit COPD oder Bronchiektasen durchgeführt wurde [28]. Bei den Patienten mit angewärmter Befeuchtung gab es nach 3 und 12 Monaten im Vergleich zur üblichen Behandlung (nicht befeuchtete Low-Flow-Sauerstofftherapie allein) signifikant weniger Exazerbationen sowie eine verbesserte Lungenfunktion und Lebensqualität. Eine andere kürzlich vorgestellte Studie bewertete eine NHF-Therapie (15-45 l/ min) im Vergleich zur üblichen LTOT bei 200 COPD-Patienten (100 Patienten in jeder Gruppe) [29]. Die Patienten mit NHF wiesen nach 12 Monaten weniger akute Exazerbationen und weniger Krankenhausaufenthalte auf. In diesen Studien ist unklar, ob die Vorteile mit der besseren Befeuchtung oder mit anderen Aspekten der NHF wie dem Auswaschen des Totraums zusammenhängen. Wie bereits bei der mechanischen Beatmung gezeigt, hängt der Einfluss auf die mukoziliäre Clearance und die Funktion der Bronchialschleimhaut wahrscheinlich mit der Höhe der abgegebenen Luftfeuchtigkeit und der Expositionsdauer zusammen [18]. Darüber hinaus ist es wahrscheinlich, dass der verwendete Fluss eine wichtige Rolle hinsichtlich der Auswirkung auf die Bronchialfunktion und die klinischen Konsequenzen spielt.

#### 3.1.3.2. Befeuchtung während der Sauerstofftherapie mit hohem Durchfluss

Die Frage der Befeuchtung während der Sauerstofftherapie mit hohem Durchfluss (High-Flow-Sauerstofftherapie) sollte klar von der Low-Flow-Sauerstofftherapie differenziert werden. In den BTS-Richtlinien zur Sauerstofftherapie wird eine Befeuchtung bei einer "verlängerten" High-Flow-Sauerstofftherapie über 24 Stunden empfohlen [26]. Diese Beschränkung muss angesichts der jüngsten Daten zur schlechten Verträglichkeit hoher Durchflussmengen selbst bei kurzfristigen Einschätzungen bei gesunden Probanden [30] und unter Berücksichtigung der Physiologie in Frage gestellt werden. Das Hauptproblem besteht darin, die Grenze zwischen niedrigen und hohen Durchflüssen zu definieren. In der Chanques-Studie konnte eine angewärmte Befeuchtung die Symptome der Mund- und Rachen-Trockenheit bei einem mittleren Sauerstofffluss von 7 l/min signifikant vermindern, wobei die Studie jedoch nicht hinsichtlich des Patienten-Outcomes ausgerichtet war [15]. Nach unserem Kenntnisstand gibt es keine Daten, die einen günstigen Einfluss der angewärmten Befeuchtung auf das klinische Ergebnis bei geringem oder mäßigem Sauerstofffluss belegen. Es erscheint in diesem Zusammenhang jedoch vernünftig, dass sich während einer NHF-Nutzung mit 15 oder 20 l/min durch die Befeuchtung und Anwärmung des Atemgases das Gefühl der Mund- und Rachen-Trockenheit erheblich verringert. Nach unseren Erfahrungen ist es wahrscheinlich schwierig, diese Ströme ohne Befeuchtung zu tolerieren [30]. Die Befeuchtung spielt eine wichtige

Rolle für die Toleranz des Patienten gegenüber einer NHF-Therapie und damit für den Behandlungserfolg. In der Literatur sind jedoch nur sehr wenige Daten verfügbar hinsichtlich

1. des optimalen Befeuchtungsniveaus, das einerseits während der NHF abgegeben werden soll, und

2. der hygrometrischen Leistung von NHF-Geräten bei unterschiedlichen Durchflüssen.

### 3.1.3.3. Optimales Befeuchtungslevel während der NHF-Therapie

Es gibt keine eindeutige Empfehlung für den optimalen Befeuchtungsgrad während der NHF-Therapie. Die Hersteller empfehlen oftmals die Verwendung von Luftbefeuchtern im "intubated setting", d.h. eine Temperaturkammer mit 37 °C und mit 40 °C am Y-Endstück (oder dem Ende der Inspirationslinie kurz vor den Nasenkanülen). Diese Einstellung kann für einige Patienten als zu heiß angesehen werden. Obwohl es keine Daten darüber gibt, welche Einstellung für beheizte Luftbefeuchter bei der NHF-Therapie optimal ist, wird nach unserer Erfahrung häufig die NIV-Einstellung verwendet. Dabei liegt die Temperaturkammer bei 31 °C und die Temperatur am Y-Endstück (oder am Ende der Inspirationslinie kurz vor den Nasenkanülen) bei 34 °C.

Angesichts der verwendeten hohen Flussraten ist die NIV-Einstellung möglicherweise nicht optimal. Wir haben diese Hypothese in einer Studie getestet, in der wir die Hygrometrie von eingeatmeten Gasen während einer NHF-Therapie mit unterschiedlichen Flussraten (von 10 bis 60 l/ min), Einstellungen (Intubation und NIV) und Umgebungstemperatur (22-24 °C und 20-30 °C) mit oder ohne Kompensationssalgorithmus gemessen haben [30]. Für jeden getesteten Zustand wurden drei Messungen im "*steady state*"-Zustand durchgeführt. Wir fanden heraus, dass die inspiratorische Luftfeuchtigkeit je nach Einstellung zwischen 15 und 35 mg $H_2O$/l lag. In der NIV-Einstellung stieg die inspiratorische Luftfeuchtigkeit von 15 auf 25 mg $H_2O$/l, wobei die schlechtesten Werte bei hoher Umgebungstemperatur und bei höchsten Flussraten erreicht wurden, wenn der Kompensationsalgorithmus nicht aktiviert war. Bei 31 °C maßen wir Werte zwischen 20 (unter den schlechtesten Bedingungen) und 30 mg $H_2O$/l. Anschließend bewerteten wir bei 15 gesunden Probanden unterschiedliche Feuchtigkeitsniveaus (20-30 und 40 mg $H_2O$/l) und stellten bei 20 mg $H_2O$/l selbst bei einer kurzen Exposition von 10 Minuten einen signifikant reduzierten Komfort fest. Bei mehreren Probanden war es schwierig, diese niedrige Luftfeuchtigkeit bis zu 10 Minuten zu tolerieren [30]. Basierend auf diesen vorläufigen Ergebnissen scheint es, dass die Einstellung "NIV" mit Optiflow (31 °C in der Befeuchtungskammer) möglicherweise schlecht toleriert wird. In der Studie von Chanques et al. [15] waren die Unterschiede zwischen den bewerteten Befeuchtungsstrategien ähnlich (etwa 15 mg $H_2O$/l bei Kaltbefeuchtung und 30 mg $H_2O$/l bei vorgewärmter Befeuchtung), es wurden jedoch niedrigere Flussraten (mittlere Flüsse von 7 l/min während der klinischen Studie) und eine verlängerte Nutzung bewertet (24 Stunden mit *cross-over*). Der Vergleich von 15 und 30 mg $H_2O$/l zeigte ebenfalls einen verringerten Komfort und eine erhöhte Schleimhauttrockenheit. Es bleibt jedoch unklar, ob diese Unterschiede das Outcome der Patienten verändern können (☞ Abb. 3.2).

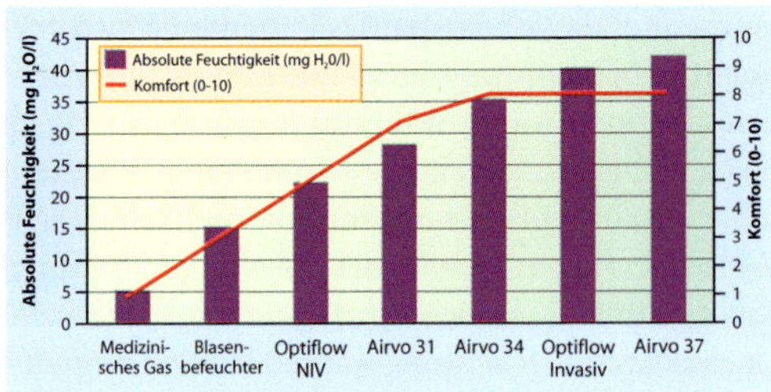


***Abb. 3.2:*** Inspiratorische absolute Luftfeuchtigkeit bei unterschiedlichen Befeuchtungsstrategien mit mäßigem Sauerstofffluss oder NHF-Therapie und Abschätzung des jeweiligen Patientenkomforts anhand vorläufiger Studien. Eine absolute Luftfeuchtigkeit über 30 mg $H_2O$/l kann als Zielwert während der NHF sinnvoll sein, während eine Luftfeuchtigkeit über 40 mg $H_2O$/l den Komfort möglicherweise nicht weiter verbessert. Die Auswirkungen des Durchflusses und der Dauer der Exposition sind hier nicht dargestellt, aber es ist wahrscheinlich, dass diese Faktoren einen großen Einfluss auf den Komfort haben. Adaptiert nach Ergebnissen aus [30].

In einer kürzlichen *cross-over*-Studie verglichen Mauri et al. unterschiedliche Temperatureinstellungen (31 und 37 °C) und unterschiedliche Flussraten (30 und 60 l/min) bei 40 Patienten mit akutem Atemversagen [32]. Ein höherer Komfort wurde bei niedrigerer Temperatur sowohl für Flussraten von 30 als auch 60 l/min gefunden. In dieser Studie lag die abgegebene Luftfeuchtigkeit bei etwa 30 mg $H_2O$/l.

#### 3.1.3.4. Leistung von NHF-Geräten

Bezüglich der Leistung von NHF-Geräten sind nur wenige Daten verfügbar. Chikata et al. verglichen zwei NHF-Systeme mit Durchflüssen zwischen 20 und 50 l/min: Airvo 2 bei 37 °C und Optiflow (MR 850 bei "invasivem Modus") [31]. Beide Systeme zeigten eine gute Leistung ohne negative Auswirkungen bei höheren Flussraten und mit einem inspiratorischen Wassergehalt von über 35 mg $H_2O$/l für die meisten und über 30 mg$H_2O$/l für alle getesteten Bedingungen. Wir verglichen die von mehreren NHF-Geräten (OptiFlow/Fisher & Paykel, Airvo/Fisher & Paykel, Hydrate OMNI/Hydrate Inc. und Precision Flow/Vapotherm) abgegebene Luftfeuchtigkeit bei unterschiedlichen Einstellungen und Flussraten (von 10 bis 60 l/ min) [30]. Die meisten getesteten Geräte erbrachten mindestens 30 mg $H_2O$/l. Optiflow mit der Einstellung "NIV" lieferte jedoch eine inspiratorische absolute Luftfeuchtigkeit zwischen 15 und 25 mg $H_2O$/l, was möglicherweise nicht ausreicht und Schleimhauttrockenheit zur Folge hat. Der Einfluss der Flussrate auf die Befeuchtungsleistung war gering (mit Ausnahme des Precision Flow mit einer Luftfeuchtigkeit von etwas unter 30 mg $H_2O$/l mit dem für diese Vorrichtung getesteten maximalen Fluss von 40 l/min). Aus der klinischen Bewertung eines gesunden Probanden mit High-Flow-Therapie empfehlen wir über 30 mg $H_2O$/l absolute Luftfeuchtigkeit, um die Toleranz für diese Therapie zu erhöhen. Temperaturen von über 35 °C und eine absolute Luftfeuchtigkeit von mehr als 40 mg $H_2O$/l werden möglicherweise nicht von allen Patienten toleriert (☞ Abb. 3.2).

### 3.1.4. Schlussfolgerung

Eine Befeuchtung während der NHF-Therapie ist erforderlich und gewährleistet eine gute Verträglichkeit der Technik. Das optimale Feuchtigkeitsniveau ist jedoch noch nicht definiert. Die Dauer der Behandlung, die verwendete Flussrate sowie der Zustand des Patienten können die während jeder Art von Sauerstofftherapie erforderliche Luftfeuchtigkeit beeinflussen. Bei einer Sauerstofftherapie mit geringerem Fluss in der akuten Phase und für einige Tage gibt es keine eindeutigen Hinweise darauf, dass unter diesen Umständen eine Befeuchtung erforderlich ist. Während der NHF-Therapie sollte eine angewärmte Befeuchtung wahrscheinlich auch bei einer begrenzten Nutzungsdauer angewendet werden, wobei die optimalen Einstellungen jedoch unklar bleiben. Basierend auf wenigen Daten sind 15 bis 25 mg $H_2O$/l Luftfeuchtigkeit während der NHF möglicherweise nicht ausreichend, was darauf hindeutet, dass die "NIV"-Einstellungen mit Optiflow unter den schlechtesten Bedingungen (hohe Umgebungstemperatur und Kompensation nicht aktiviert) möglicherweise nicht angemessen sind. Ein Wassergehalt von 30 mg $H_2O$/l oder mehr scheint für eine Therapie mit mittlerem bis hohem Fluss geeignet zu sein, um den Komfort zu verbessern. Es gibt jedoch keine eindeutigen Hinweise hinsichtlich der Auswirkungen auf das klinische Ergebnis, obwohl wahrscheinlich ein Zusammenhang zwischen der Verträglichkeit der Technik und ihrem Erfolg besteht.

### Literatur

1. Parke RL, Bloch A, McGuinness SP. Effect of Very-High-Flow Nasal Therapy on Airway Pressure and End-Expiratory Lung Impedance in Healthy Volunteers. Respir Care 2015;60:1397-403. doi:10.4187/respcare. 04028.

2. Lellouche F, Maggiore SM, Lyazidi A, Deye N, Taillé S, Brochard L. Water content of delivered gases during non-invasive ventilation in healthy subjects. Intensive Care Med 2009;35:987-95. doi:10.1007/s00134-009-1455-y.

3. Ingelstedt S. Studies on the conditioning of air in the respiratory tract. Acta Oto-Laryngol Suppl 1956;131: 1-80.

4. Sara C, Currie T. Humidification by nebulization. Med J Aust 1965;1:174-9.

5. Primiano FP, Montague FW, Saidel GM. Measurement system for respiratory water vapor and temperature dynamics. J Appl Physiol 1984;56:1679-85. doi: 10.1152/jappl. 1984.56.6.1679.

6. McFadden ER, Pichurko BM, Bowman HF, Ingenito E, Burns S, Dowling N, et al. Thermal mapping of the airways in humans. J Appl Physiol Bethesda Md 1985; 58:564-70. doi:10.1152/jappl.1985.58.2.564.

7. Chatburn RL, Primiano FP Jr. A rational basis for humidity therapy (editorial). Respir Care 1987;32(4):249-254. n.d.

8. Ricard JD. Humidification. In: Tobin M, editor. Mechanical ventilation: McGraw-Hill; 2006:1109-1120, n.d.

9. Roca O, Riera J, Torres F, Masclans JR. High-flow oxygen therapy in acute respiratory failure. Respir Care 2010;55:408-13.

10. Frat J-P, Thille AW, Mercat A, Girault C, Ragot S, Perbet S, et al. High-Flow Oxygen through Nasal Cannula in Acute Hypoxemic Respiratory Failure. N Engl J Med 2015;372:2185-96. doi:10.1056/NEJMoa1503326.

11. Sztrymf B, Messika J, Bertrand F, Hurel D, Leon R, Dreyfuss D, et al. Beneficial effects of humidified high flow nasal oxygen in critical care patients: a prospective pilot study. Intensive Care Med 2011;37:1780-6. doi: 10.1007/s00134-011-2354-6.

12. Sztrymf B, Messika J, Mayot T, Lenglet H, Dreyfuss D, Ricard J-D. Impact of high-flow nasal cannula oxygen therapy on intensive care unit patients with acute respiratory failure: a prospective observational study. J Crit Care 2012;27:324.e9-13. doi:10.1016/j.jcrc.2011.07.075.

13. Schwabbauer N, Berg B, Blumenstock G, Haap M, Hetzel J, Riessen R. Nasal high-flow oxygen therapy in patients with hypoxic respiratory failure: effect on functional and subjective respiratory parameters compared to conventional oxygen therapy and non-invasive ventilation (NIV). BMC Anesthesiol 2014;14:66. doi:10.1186/ 1471-2253-14-66.

14. Maggiore SM, Idone FA, Vaschetto R, Festa R, Cataldo A, Antonicelli F, et al. Nasal high-flow versus Venturi mask oxygen therapy after extubation. Effects on oxygenation, comfort, and clinical outcome. Am J Respir Crit Care Med 2014;190:282-8. doi:10.1164/ rccm. 201402-0364OC.

15. Chanques G, Constantin J-M, Sauter M, Jung B, Sebbane M, Verzilli D, et al. Discomfort associated with underhumidified high-flow oxygen therapy in critically ill patients. Intensive Care Med 2009;35:996-1003. doi: 10.1007/s00134-009-1456-x.

16. Cuquemelle E, Pham T, Papon J-F, Louis B, Danin P-E, Brochard L. Heated and humidified high-flow oxygen therapy reduces discomfort during hypoxemic respiratory failure. Respir Care 2012;57:1571-7. doi:10.4187/ respcare.01681.

17. Burton JD. Effects of dry anaesthetic gases on the respiratory mucous membrane. Lancet Lond Engl 1962; 1:235-8.

18. Williams R, Rankin N, Smith T, Galler D, Seakins P. Relationship between the humidity and temperature of inspired gas and the function of the airway mucosa. Crit Care Med 1996;24:1920-9.

19. Richards GN, Cistulli PA, Ungar RG, Berthon-Jones M, Sullivan CE. Mouth leak with nasal continuous positive airway pressure increases nasal airway resistance. Am J Respir Crit Care Med 1996;154:182-6. doi:10.1164/ ajrccm.154.1.8680678.

20. Cockcroft DW. How best to measure airway responsiveness. Am J Respir Crit Care Med 2001;163:1514-5. doi:10.1164/ajrccm.163.7.2103055b.

21. Cabanes LR, Weber SN, Matran R, Regnard J, Richard MO, Degeorges ME, et al. Bronchial hyperresponsiveness to methacholine in patients with impaired left ventricular function. N Engl J Med 1989;320:1317-22. doi:10.1056/NEJM198905183202005.

22. Hospers JJ, Postma DS, Rijcken B, Weiss ST, Schouten JP. Histamine airway hyper-responsiveness and mortality from chronic obstructive pulmonary disease: a cohort study. Lancet Lond Engl 2000;356:1313-7. doi:10.1016/ S0140-6736(00)02815-4.

23. Kallstrom TJ, AARC. AARC clinical practice guideline. Bland aerosol administration—2003 revision & update. Respir Care 2003;48:529-33.

24. AARC. AARC clinical practice guideline. Oxygen therapy in the home or alternate site health care facility—2007 revision & update. Respir Care 2007;52: 1063-8.

25. Campbell EJ, Baker MD, Crites-Silver P. Subjective effects of humidification of oxygen for delivery by nasal cannula. A prospective study. Chest 1988;93:289-93.

26. O'Driscoll BR, Howard LS, Earis J, Mak V, British Thoracic Society Emergency Oxygen Guideline Group, BTS Emergency Oxygen Guideline Development Group. BTS guideline for oxygen use in adults in healthcare and emergency settings. Thorax 2017;72:ii1-90. doi:10.1136/ thoraxjnl-2016-209729.

27. Franchini ML, Athanazio R, Amato-Lourenço LF, Carreirão-Neto W, Saldiva PHN, Lorenzi-Filho G, et al. Oxygen With Cold Bubble Humidification Is No Better Than Dry Oxygen in Preventing Mucus Dehydration, Decreased Mucociliary Clearance, and Decline in Pulmonary Function. Chest 2016;150:407-14. doi:10.1016/ j.chest.2016.03.035.

28. Rea H, McAuley S, Jayaram L, Garrett J, Hockey H, Storey L, et al. The clinical utility of long-term humidification therapy in chronic airway disease. Respir Med 2010;104:525-33. doi:10.1016/j.rmed.2009.12.016.

29. Weinreich U, Storgaard L, Hockey H. Long-term nasal high flow treatment with oxygen in COPD - exacerbations, admissions and mortality. Eur Respir J 2017;50: PA3466. doi:10.1183/1393003.congress-2017.PA3466.

30. Lellouche F, Bouchard P. Hygrometry of gas delivered with different high flow oxygen humidifiers and impact on comfort of the level of hygrometry. Intensive Care Med Exp 2015;3. doi:10.1186/2197-425X-3-S1-A805.

31. Chikata Y, Izawa M, Okuda N, Itagaki T, Nakataki E, Onodera M, et al. Humidification performance of two high-flow nasal cannula devices: a bench study. Respir Care 2014;59:1186-90. doi:10.4187/respcare.02932.

32. Mauri T, Galazzi A, Binda F, Masciopinto L, Corcione N, Carlesso E, et al. Crit Care 2018 May 9;22(1):120.

## 3.2. Druckveränderungen in den oberen Atemwegen und im Thorax

Der NHF kann aufgrund seines konstanten Luftflusses einen bestimmten nasopharyngealen Überdruck in den oberen Atemwegen erzeugen [1,2]. Unter Verwendung herkömmlicher Flussraten (30-50 l/min) wurde eine positive lineare Korrelation zwischen der abgegebenen Strömungsmenge und dem resultierenden Atemwegsdruck mit Druckanstiegen von etwa 1 cm $H_2O$ pro 10 l/min gezeigt [1].

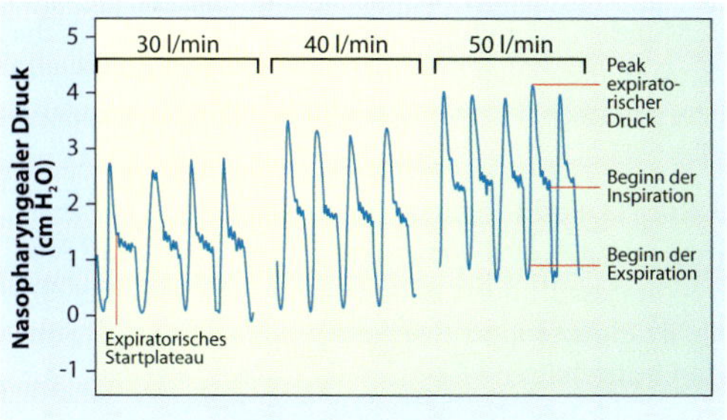


***Abb. 3.3:*** Druckprofile einer Person bei ansteigendem Gasfluss mit NHF. Modifiziert nach [1].

In jüngerer Zeit berichteten Autoren, dass der lineare Anstieg des Pharyngealdrucks beibehalten wurde, wenn eine besonders hohe Flussrate mit 100 l/min verwendet und zwei NHF-Systeme kombiniert wurden, wodurch ein Pharyngealdruck von bis zu 11,9 cm $H_2O$ erreicht wurde. Diese Werte wurden jedoch bei gesunden Freiwilligen erzielt und können sehr wahrscheinlich nicht auf Verhältnisse unter ITS-Bedingungen hochgerechnet werden. Es ist zu beachten, dass bei gleichen Flussraten das Überdruckniveau je nach Leckagegrad stark variiert und bei geöffnetem Mund des Patienten erheblich abfällt [3]. Dieses Problem ist von besonderem Interesse für kritisch kranke Patienten mit akutem Atemversagen (*acute respiratory failure*, ARF), die häufig Mundatmer sind.

Somit variiert die NHF-Wirkung auf den Atemwegsdruck erheblich. Sie wird hauptsächlich durch die bereitgestellte Flussrate, den Inspirationsbedarf des Patienten und den exspiratorischen Fluss bestimmt, wobei es bei geöffnetem Mund des Patienten zu niedrigeren Druckwerten kommt. Trotz dieser Unsicherheit über die Höhe des positiven Atemwegsdrucks, den der NHF bieten kann, wurde die Hypothese aufgestellt, dass dies zu einem gewissen Recruitment der atelektatischen Regionen führen kann, wodurch das Ventilations-Perfusionsverhältnis angepasst, Stress und Belastung verringert und die Zwerchfellbelastung reduziert werden [4].

Die Auswirkung auf das Lungen-Recruitment wurde durch die elektrische Impedanztomographie (EIT) bewertet, da Variationen der endexspiratorischen Lungenimpedanz (EELI) mit Änderungen des endexspiratorischen Lungenvolumens (EELV) korrelieren. In Studien wurde unter Verwendung dieser Technik der oropharyngeale Druck mit dem EELI in Beziehung gesetzt [5]. In jüngerer Zeit haben Mauri et al. zwei physiologische Studien bei Patienten mit ARF durchgeführt, die mit NHF behandelt wurden und mittels EIT in Kombination mit der Überwachung des Ösophagusdrucks untersucht wurden [6, 7].

Die erste Studie [6] war eine randomisierte *cross-over*-Studie, in der die Wirkung innerhalb eines Zeitraums von 20 Minuten mit einer Gesichtsmaske bei 12 l/min und 20 Minuten NHF bei 40 l/min mit demselben gemessenen eingestellten Anteil an eingeatmetem Sauerstoff ($FiO_2$) verglichen wurde. Die Autoren beobachteten eine verbesserte Sauerstoffversorgung, eine Verringerung der Atemanstrengung des Patienten (gemessen an den Druckschwankungen in der Speiseröhre während der Inspiration), ein erhöhtes EELV unter einer Minutenbeatmung zur Aufrechterhaltung eines physiologischen arteriellen $CO_2$-Spiegels sowie Verbesserungen der dynamischen Compliance, des transpulmonalen Drucks und der Homogenität der Beatmung. Im Gegensatz zu gesunden Probanden [8] änderte sich das Atemzugvolumen nicht, was darauf hindeutet, dass die Wahrscheinlichkeit einer alveolären Überdehnung und einer Ausweitung der bereits bestehenden Lungenschädigung gering ist.

Die zweite Studie [7] zielte darauf ab, die Auswirkungen des NHF bei steigenden Flussraten (30, 45 und 60 l/min für jeweils 20 Minuten) im Vergleich zu einer herkömmlichen Gesichtsmaske mit 12 l/min bei Patienten mit hypoxämischem ARF zu ermitteln. Eine Erhöhung der NHF-Flussrate verringerte die Inspirationsanstrengung und verbesserte die Lungenbelüftung, die dynamische Compliance und die Sauerstoffversorgung. Der größte Effekt der Auswirkung auf die inspiratorische Arbeitsbelastung und die $CO_2$-Clearance wurde jedoch bereits bei der niedrigsten Durchflussrate (30-45 l/min) erzielt. Noch wichtiger ist jedoch, dass die Verbesserungen von Patient zu Patient stark variieren können, weswegen die optimale NHF-Flussrate individuell angepasst werden sollte. Diese beiden Studien liefern interessante physiologische Informationen über die Wirkungen des NHF. Es bleibt jedoch unklar, ob der Ösophagusdruck oder die EIT-Überwachung bei der Früherkennung eines NHF-Versagens bei Patienten mit ARF hilfreich sein können.

Schließlich sollte auch beachtet werden, dass Änderungen des intrathorakalen Drucks und des Lungenvolumens hämodynamische Auswirkungen haben können. In der Tat wurden hämodynamische Veränderungen berichtet, die denen ähneln, die bei Patienten unter NIV mit Druckwerten nahe 10 cm $H_2O$ erhalten wurden [9]. Bei einer Population von Patienten mit Herzinsuffizienz der NYHA-Klasse III (*New York Heart Association*) war die NHF-Behandlung mit 20 und 40 l/min mit einer mittleren Verringerung des inspiratorischen Kollapses der Vena cava inferior (als Surrogatparameter für die Vorlast) von -20 % bzw. -53 % gegenüber dem Ausgangswert verbunden. Diese Veränderungen waren nach Absetzen der NHF-Behandlung reversibel, und es wurden keine weiteren Veränderungen der ventrikulären Funktion berichtet, was darauf hindeutet, dass die NHF-Behandlung eine nützliche unterstützende Therapie bei Patienten mit akutem kardiogenem Lungenödem sein könnte.

### Literatur

1. Parke RL, McGuinness SP. Pressures delivered by nasal high flow oxygen during all phases of the respiratory cycle. Respir Care 2013;58(10):1621-4.

2. Parke RL, McGuinness SP, Eccleston ML. A preliminary randomized controlled trial to assess effectiveness of nasal high-flow oxygen in intensive care patients. Respir Care 2011;56(3):265-70.

3. Chanques G, Riboulet F, Molinari N, Carr J, Jung B, Prades A, et al. Comparison of three high flow oxygen therapy delivery devices: a clinical physiological cross-over study. Minerva Anestesiol 2013;79(12):1344-55.

4. Goligher EC, Slutsky AS. Not Just Oxygen? Mechanisms of Benefit from High-Flow Nasal Cannula in Hypoxemic Respiratory Failure. Am J Respir Crit Care Med 2017;195(9):1128-31.

5. Corley A, Caruana LR, Barnett AG, Tronstad O, Fraser JF. Oxygen delivery through high-flow nasal cannulae increase end-expiratory lung volume and reduce respiratory rate in post-cardiac surgical patients. Br J Anaesth 2011;107(6):998-1004.

6. Mauri T, Turrini C, Eronia N, Grasselli G, Volta CA, Bellani G, et al. Physiologic Effects of High-Flow Nasal Cannula in Acute Hypoxemic Respiratory Failure. Am J Respir Crit Care Med 2017;195(9):1207-15.

7. Mauri T, Alban L, Turrini C, Cambiaghi B, Carlesso E, Taccone P, et al. Optimum support by high-flow nasal cannula in acute hypoxemic respiratory failure: effects of increasing flow rates. Intensive Care Med 2017 Oct;43 (10):1453-1463.

8. Mundel T, Feng S, Tatkov S, Schneider H. Mechanisms of nasal high flow on ventilation during wakefulness and sleep. J Appl Physiol (1985) 2013;114(8):1058-65.

9. Roca O, Perez-Teran P, Masclans JR, Perez L, Galve E, Evangelista A, et al. Patients with New York Heart Association class III heart failure may benefit with high flow nasal cannula supportive therapy: high flow nasal cannula in heart failure. J Crit Care 2013;28(5):741-6.

## 3.3. Veränderungen der Atemwegsventilation und die Durchmischung der Atemgase

### 3.3.1. Einführung

Einer der wesentlichen Unterschiede des NHF zu anderen nicht-invasiven Atemunterstützungssystemen (CPAP, NIV) ist die Abdichtung der Atemwege. Dies bildet die Grundlage für eine druckbasierte Beatmung. Der Aufbau eines positiven Atemwegsdrucks in Kombination mit einer Druckdifferenz und/oder einem Volumen ermöglicht eine ausreichende alveoläre Ventilation und Schienung der Atemwege. Obwohl der durch die Einleitung des Atemgases erzeugte Fluss ein gemeinsames Merkmal beider Systeme ist, kann der NHF eher als flussgesteuertes *offenes* Atemunterstützungssystem und die NIV als druckgesteuertes *geschlossenes* System klassifiziert werden. Zwar ist eine Leckage in druckbasierten Systemen stets ein unerwünschter Zustand, wird jedoch durch eine Gerätekompensation und durch Optimierung der Maskenanpassung verringert. Dieser wesentliche

Unterschied zwischen beiden Systemen macht eine differenzierte Betrachtung der physiologischen Wirkungen des NHF unabdingbar.

Oft wurde der NHF als Sauerstoffapplikator beschrieben, der aufgrund des leicht erhöhten Atemwegsdrucks ein alveoläres Recruitment mit einer Zunahme der Sauerstoffversorgung bewirken soll. Dieser geringe PEEP-Effekt ist jedoch nur wirksam, wenn die Leckage des NHF minimiert wird. Die Wirkmechanismen des NHF sind aber gerade durch die Leckage viel komplexer, und die klinischen Auswirkungen hängen nicht von der Dichtheit des Systems ab. Diese reichen von einer Auswaschung der Atemwege, einer maximalen Abdeckung des Inspirationsflusses, einer Verringerung der $CO_2$-Rückatmung bis zu einer Verringerung des funktionellen Totraums und einer Stabilisierung des endobronchialen $FiO_2$ (Anteil des eingeatmeten Sauerstoffs). Dadurch können die Belüftung und die Blutgase wirksam beeinflusst werden.

### 3.3.2. Reduktion des physiologischen Totraums

Der physiologische oder funktionelle Totraum umfasst alle Teile des Atemvolumens, die nicht am Gasaustausch teilnehmen. Dieser wird durch den sogenannten Totraumquotienten $V_D/V_T$ ($V_T$ = Atemzugvolumen, $V_D$ = Totraumvolumen) definiert, welcher durch Alter, Geschlecht, Körpergröße, Körperhaltung und Krankheiten beeinflusst wird. Eine Erhöhung der Belüftung des funktionellen Totraums, verursacht beispielsweise durch eine Verringerung der Kraft der Atemmuskelpumpe, führt zu einer verminderten alveolären Beatmung. Durch Erhöhen des Atemminutenvolumens kann die Alveolarbeatmung dennoch aufrechterhalten werden. Dies führt jedoch zu einer Erhöhung der Atemfrequenz und der Atemarbeit. Das $V_D/V_T$-Verhältnis kann von physiologischerweise 30 % auf Werte über 80 % steigen. In diesem Fall besteht die reale Gefahr eines Atmungsversagens, wenn der Kompensationsbereich der Atemkapazität überschritten wird.

Ein Beispiel hierfür ist der Patient mit COPD, dessen Atemkapazität mit zunehmendem Fortschreiten der Krankheit abnimmt. In diesem Fall sowie bei körperlicher Aktivität muss das Atemminutenvolumen erhöht werden, weswegen Patienten mit Lungenerkrankungen eine größere Atemarbeit als gesunde Menschen leisten müssen. Dies ist jedoch aufgrund der erschöpften Atemmuskelpumpe nur in begrenztem Umfang möglich. Die Patienten weisen dann eine hohe Belastung der Atemmuskelpumpe auf. Infolge dieser werden die Totraumatmung erhöht und die Alveolarventilation verringert – ein Zustand, der dann durch invasive oder nicht-invasive Atemunterstützung behandelt werden kann.

Die physiologischen Effekte des NHF auf die Totraumventilation sind bereits aus früheren Untersuchungen mit Trachealkathetern bekannt. Schon 1993 haben Nahum et al. bei Hunden mit insuffizienter Atmung gezeigt, dass ein Luftstrom, der gezielt in die peripheren Atemwege geleitet wird, zu einer Verringerung der Totraumbelüftung führt. Ein oral gerichteter Katheter, der als Kontrolle verwendet wurde, zeigte eine geringere Reduktion (☞ Abb. 3.4a+b) [1]. Diese Ergebnisse können auf die nasale Anwendung übertragen werden [2, 3]. Diese Tatsache wurde bei Patienten mit COPD sowie gesunden Probanden im Schlaf nachgewiesen. Biselli et al. zeigten deutlich, dass der NHF den physiologischen Totraum reduzieren kann (☞ Abb. 3.5) [3].

Ein Teil des Totraums wird bereits durch schnelles Insufflieren von kohlendioxidarmem NHF-Gas gefüllt. Dies betrifft nicht nur den Nasopharynx, sondern auch tiefere Abschnitte [4,5]. Aufgrund des Zuflusses muss ein Teil des Totraums nicht durch eigene Atemanstrengung überwunden werden, wodurch die maximale Atemkapazität insbesondere bei akutem oder chronischem Atemversagen erhöht werden kann.

Wahrscheinlich als Resultat der verbesserten alveolären Ventilation nimmt die Atemfrequenz ab. Im Gegensatz zu COPD-Patienten zeigen hierdurch gesunde Testpersonen eine geringere Thoraxausdehnung, da das notwendige Atemvolumen bereits aktiv in die Atemwege fließt. Auch hier sinkt die Atemfrequenz. Somit kann die Alveolarventilation in beiden Fällen mit weniger Aufwand aufrechterhalten oder erhöht werden (☞ Abb. 3.6).

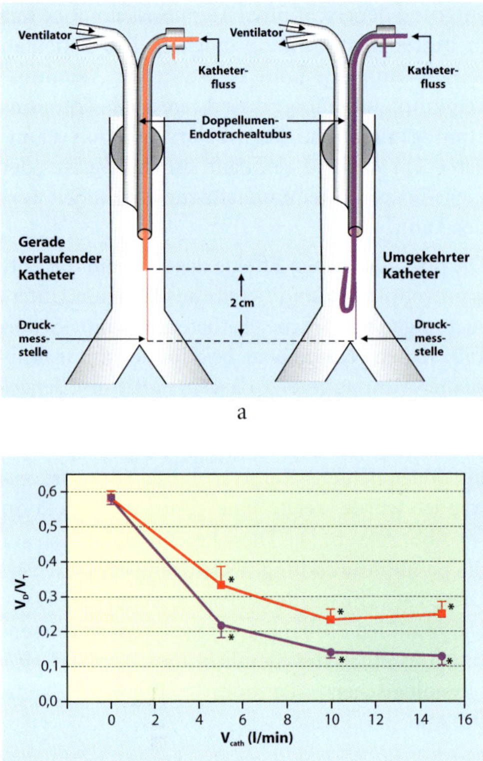


*Abb. 3.4a+b:* **a:** Schematische Darstellung der Platzierung des Trachealkatheters und der trachealen Druckmessstelle unter Verwendung eines Doppellumen-Endotrachealtubus (ETT). Vor dem Einsetzen wurde das distale ETT-Lumen über der Manschette abgeschnitten und das distale Segment verworfen. Die proximale Manschette bildete eine sichere Abdichtung zwischen ETT und Luftröhre. **b**: Physiologischer Totraumquotient $V_D/V_T$, aufgetragen als Funktion der Katheterflussrate ($V_{cath}$) für gerade (■) und umgekehrte (●) Katheter während der kontinuierlichen trachealen Gasinsufflation. Bei jedem gegebenen $V_{cath}$ nahm der Quotient $V_D/V_T$ im Vergleich zum invertierten Katheter mit dem geraden Katheter signifikant ab ($p < 0{,}0001$). Fehlerbalken, SE. Modif. nach [1].

* signifikanter Unterschied ($p<0{,}05$) vs. Baseline ($V_{cath}$ = 0 l/min).

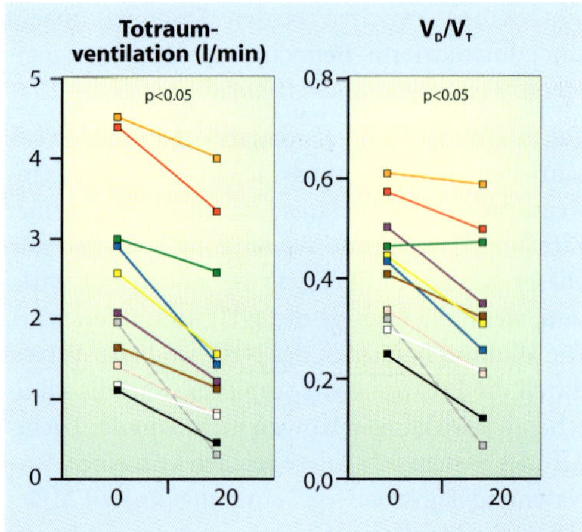


*Abb. 3.5:* Totraum unter NHF-Behandlung. Modif. nach [3].

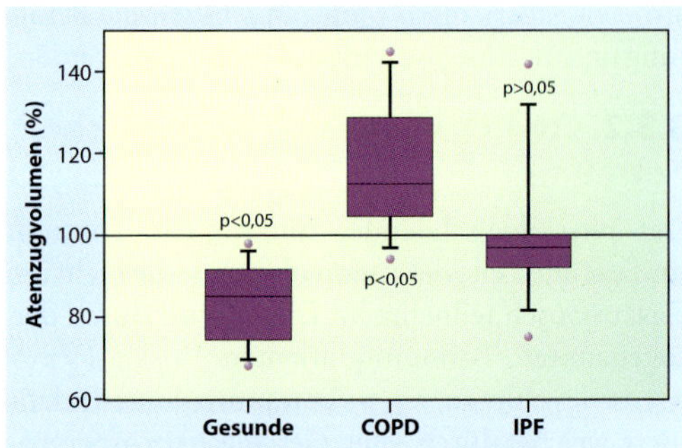


*Abb. 3.6:* Veränderungen des Atemzugvolumens (= Tidalvolumen) und der Thoraxexpansion während der NHF-Beatmung bei gesunden Probanden sowie bei Patienten mit COPD und mit idiopatischer Lungenfibrose (IPF). Modif. nach [6].

## 3.3.3. Inspiratorische Flussabdeckung

Bei Patienten mit Ateminsuffizienz kann der Inspirationsfluss bis zu 120 l/min betragen [7]. In dieser Situation sind Sauerstoffsysteme mit geringem Durchfluss nicht in der Lage, die dann häufig vorhandene hypoxämische Ateminsuffizienz angemessen zu kontrollieren. Der resultierende $FiO_2$-Rückgang ist das Ergebnis eines verringerten Nachfüllens des Sauerstoffdepots bei erhöhten Atemfrequenzen und einer Zunahme der Raumluftanteile. Während das NHF-Luft-Sauerstoff-Gemisch einströmt, wird ein Teil der inspiratorischen Flussrate durch eine ausgewählte Rate (Fluss) aktiv in die Atemwege eingeführt. Infolgedessen kann das endobronchiale/alveoläre $FiO_2$

besser an das eingestellte $FiO_2$ unter Atembelastung angepasst werden.

Chikata et al. zeigten, dass das endobronchiale $FiO_2$ durch Erhöhen der NHF-Flussrate stabilisiert werden kann. In dieser Modellstudie wurden verschiedene Sauerstoffkonzentrationen und unterschiedliche NHF-Flüsse bei Atemvolumina von 300, 500 und 700 ml getestet. Durch Erhöhen des Atemzugvolumens von 300 auf 700 ml konnte bei einem $FiO_2$ von 0,3 keine Verbesserung der Oxygenierung im ansteigenden NHF-Fluss festgestellt werden. Die gleichen Messungen wurden mit ansteigendem Atemzugvolumen bei einem $FIO_2$ von 0,7 durchgeführt. In diesem Fall fiel das gemessene $FiO_2$ signifikant ab, wenn das Atemzugvolumen bei einer Flussrate von 20 l/min von 300 auf 700 ml erhöht wurde. Bei einer Flussrate von 60 l/min trat dieser Abfall nicht auf (☞ Abb. 3.7a). Wenn unter der gleichen Versuchsanordnung Sauerstoff verwendet wurde, war diese Verbesserung durch Erhöhen des Sauerstoffflusses nicht erreichbar (☞ Abb. 3.7b). Dies zeigt, dass der NHF eine verbesserte Insufflation von sauerstoffhaltiger Luft erreichen kann. Dieser zusätzliche Effekt, der durch die Strömung erzeugt wird, unterscheidet den NHF von Sauerstoffsystemen mit geringem Fluss. Wenn der Fluss zu niedrig gewählt wird, fällt das $FiO_2$ auf die gleiche Weise ab wie bei Sauerstoff mit geringem Durchfluss (☞ Abb. 3.7b) [8]. Chikata et al. zeigten auch, dass der Fluss an das inspirierte Volumen angepasst werden muss. Hier sind offensichtlich die Einschränkungen des Systems sichtbar.

Diese stabile Sauerstoffzufuhr wird durch eine Zunahme der Leckage nicht beeinflusst, wie die Studienergebnisse von Changues et al. aufzeigen [9]. Zusätzlich zum Vergleich mit Sauerstoff- und Boussignac-Maske wurde der NHF unter Verwendung ansteigender Flussraten von reinem Sauerstoff untersucht. Die Öffnung des Mundes bewirkte trotz eines signifikanten Abfall des Atemwegsdruckes keinen Abfall des $FiO_2$.

### 3.3.4. $CO_2$-Rückatmung

Bei nicht-invasiver Maskenbeatmung erzeugt die Atemmaske zusammen mit weiteren Aufsätzen einen zusätzlichen Totraum, der als "Gerätetotraum" bezeichnet wird. Das Risiko einer $CO_2$-Rückatmung wird durch eine hohe Atemfrequenz, ein hohes Atemzugvolumen und ein hohes endtidales $CO_2$ erhöht. Im Zusammenhang mit der Notwendigkeit, ein druckbasiertes nicht-invasives Atemunterstützungssystem abzudichten, kann dies zu einer erhöhten $CO_2$-Rückatmung führen. Um diese zu reduzieren, ist es notwendig, für den jeweiligen Patienten die geeignete Ausrüstung auszuwählen. Daher sind Atemmasken mit einer Leckage oder einem Ausatemventil versehen, um die Clearance $CO_2$-reicher Ausatemluft zu gewährleisten. Darüber hinaus führen Zweirohrsysteme, Masken mit optimaler Ausatemöffnung und kleinem Maskentotraum zu einer Reduktion der $CO_2$-Rückatmung [10,11]. Bei einem Leckagesystem wird das Auswaschen des Maskentotraums durch einen niederdruckbasierten Fluss (EPAP: *expiratory positive airway pressure*) bewirkt [12]. Bei diesen Systemen spielen insbesondere Art und Position der Ausatmungsöffnungen eine wichtige Rolle. Wenn diese Maßnahmen umgesetzt werden, ist das Risiko einer $CO_2$-Rückatmung gering.

Die Bedeutung einer erhöhten $CO_2$-Auswaschung wird besonders deutlich bei Atemhelmen. Aufgrund des sehr großen "Gerätetotraums" in einem Atemhelm kann eine relevante $CO_2$-Rückatmung

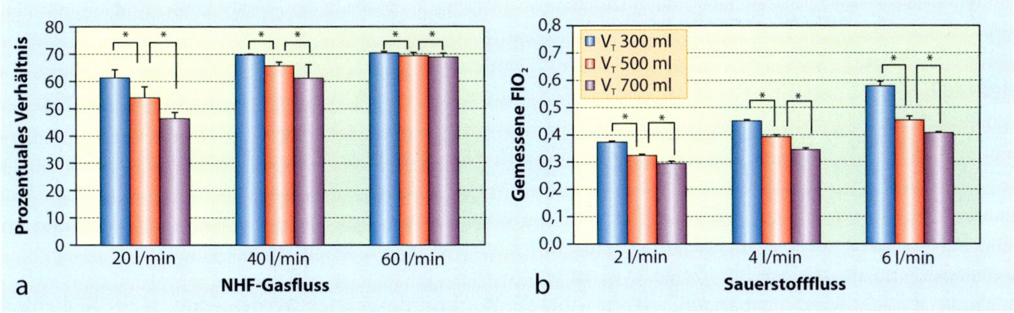


***Abb. 3.7a+b:*** Effekte der Veränderung des Atemzugvolumens $V_T$ und des Flusses während einer NHF-Atemtherapie (**a**) und bei Niedrigfluss-Sauerstoff (**b**). **$FiO_2$**: inspiratorische Sauerstofffraktion. Modif. nach [8]. * $p<0.001$

auftreten, insbesondere bei CPAP-Atemunterstützung. Um dies zu vermeiden, ist ein hoher Auswaschluftstrom erforderlich. Ebenso kann eine Erhöhung des Atemauslasses (oder entsprechend am Ventil) zu einer Verringerung der $CO_2$-Rückatmung führen [13, 14]. Der fehlende Gerätetotraum des NHF reduziert im Vergleich zur NIV mit Masken oder zum Atemhelm die $CO_2$-Rückatmung.

### 3.3.5. Auswaschen der Luftwege

In einem Lungenmodell wurden die $CO_2$-Auswaschzeiten für nasale CPAP- (nCPAP) und NHF-Therapie mit steigenden Flussraten verglichen. Bei beiden Geräten wurde die $CO_2$-Auswaschzeit unter simulierten Bedingungen eines geschlossenen Mundes flussabhängig reduziert. Der NHF war dem nCPAP hinsichtlich der $CO_2$-Reduktion überlegen. Bei simulierter Wiederholung des Experiments mit geöffnetem Mund war die $CO_2$-Auswaschzeit in beiden Fällen ohne Unterschied zwischen den Geräten noch geringer [15] (☞ Abb. 3.8).

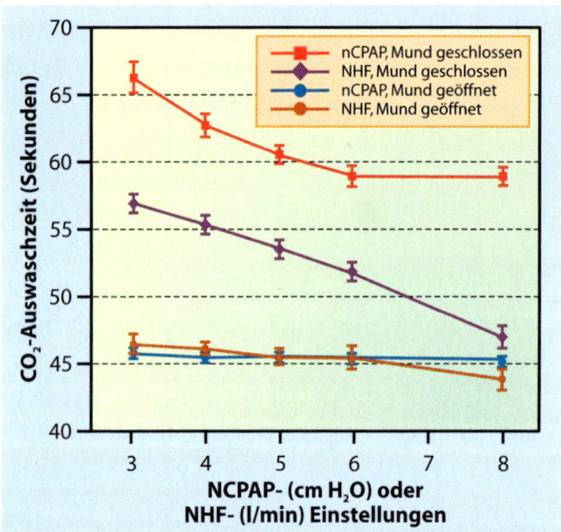


***Abb. 3.8:*** $CO_2$-Auswaschzeiten unter NHF- und nCPAP-Therapie als Funktion der Geräteeinstellungen (pädiatrisches Lungenmodell), die unter verschiedenen Bedingungen mit geschlossenem und offenem Mund gemessen wurden. Modif. nach [15].

Die Wirksamkeit dieses Mechanismus wird von zwei anderen Autoren gezeigt. Möller et al. untersuchten 10 gesunde Probanden, deren obere Atemwege mit $^{81m}$Krypton-Gas gefüllt waren. Anschließend wurden die Patienten angehalten, die Atmung zu unterbrechen. Die folgende NHF-Anwendung zeigte eine strömungsabhängige Reduktion des Krypton-Gases bei den Patienten während des Atemstillstandsmanövers. Der vordere Teil der Nase wurde signifikant schneller ausgewaschen als der hintere Teil. Aufgrund des Mangels an Atembewegungen und aufgrund der von den Autoren erwähnten technischen Schwierigkeiten war eine Beurteilung der unteren Atemwege (= unterhalb der Stimmbänder) in dieser Studie allerdings fast unmöglich. Im zweiten Teil der Studie wurden 3 Patienten (2 mit COPD, 1 nach Lungenentzündung) über Tracheotomieöffnungen untersucht. Die Konzentrationen von $CO_2$ und $O_2$ in der Luftröhre wurden unter NHF im Vergleich zur Spontanatmung gemessen. Die Autoren zeigten eine schnellere Verringerung der $CO_2$-Konzentration und einen schnelleren Anstieg der $O_2$-Konzentration unter NHF in der frühen Inspirationsphase [4].

Die Tatsache, dass auch tiefere Atemwege ausgewaschen werden können, wurde von Bräunlich et al. aufgezeigt [5]. In der Studie wurde $CO_2$ kontinuierlich in ein vakuumexpandiertes Schaf-Lungenmodell insuffliert. Die Lunge wurde nicht beatmet, um den Einfluss der $CO_2$-Rückatmung und den Anstieg des Atemwegsdrucks zu minimieren. Die $CO_2$-Werte wurden im Trachealraum und in den unteren Atemwegen gemessen.

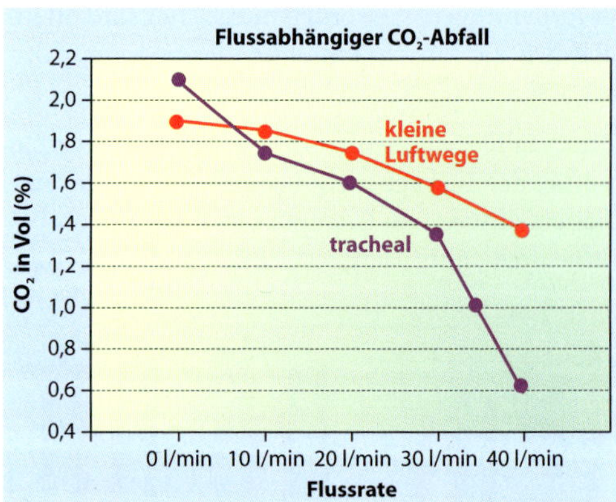


***Abb. 3.9:*** Flussabhängige Veränderungen der $CO_2$-Werte, gemessen in den kleinen Luftwegen und im Trachealraum. Modif. nach [5].

Es konnte gezeigt werden, dass NHF in beiden Kompartimenten in der Lage ist, $CO_2$ strömungsabhängig zu senken. Das Auswaschen ist daher ein wichtiger Faktor für die Effizienz des NHF zur Verringerung der Hyperkapnie.

### 3.3.6. Effekte auf die Blutgase

Eine Vielzahl physiologischer NHF-Wirkungen führen zu Veränderungen im Umfeld der Atemgasventilation (☞ Tab. 3.1).

| NHF – Physiologische Effekte |
|---|
| • Geringer Anstieg des Atemwegsdrucks |
| • Reduzierung des funktionellen Totraums |
| • inspiratorische Flussabdeckung mit reduzierter Aufnahme von Raumluft |
| • Auswaschung der Atemwege |
| • Reduzierte $CO_2$-Rückatmung |

***Tab. 3.1:*** Physiologische NHF-Effekte.

Insbesondere die schnelle Insufflation des inspiratorischen Luftstroms zusammen mit der erleichterten Eliminierung des ausgeatmeten Gases ist klinisch messbar und wirkt sich auf die Konzentration des $pCO_2$ im Blut aus. Physiologische Studien an Patienten zeigen die Auswirkungen auf die Oxygenierung und Dekarboxylierung.

#### 3.3.6.1. Dekarboxylierung

Die Arbeitsgruppe um Frizzola et al. wendete NHF in Tierversuchen an neugeborenen Schweinen an. Dabei wurde durch eine Schädigung der Lunge eine hyperkapnische Ateminsuffizienz erzeugt. Der Verlauf von Hyperkapnie, Hypoxämie und Atemwegsdruck unter NHF wurde untersucht. Zur Bewertung des Einflusses von Leckage und Flussrate auf die Atmungsparameter wurde der NHF sowohl unilateral (Zustand mit hoher Leckage) als auch bilateral (Zustand mit niedriger Leckage) angewendet (☞ Abb. 3.10a). Es wurde gezeigt, dass die Absenkung des $p_aCO_2$ unter Bedingungen mit hoher Leckage bereits bei einer niedrigeren Flussrate erfolgt und dann unverändert bleibt. Im Zustand niedriger Leckage wurde die gleiche Reduzierung nur durch Erhöhen der Flussrate erreicht. Der Anstieg des $pO_2$ verlief unter Bedingungen mit hoher Leckage schneller (☞ Abb. 3.10b-c). In dieser Studie ist besonders interessant, dass der Atemwegsdruck eine untergeordnete Rolle spielte. Dieser war im "Hochleckage"-Zustand geringer, was hinsichtlich der $CO_2$-Reduktion effektiver ist [16].

Eine ähnliche Fragestellung basierte auf einer Untersuchung von Patienten mit COPD [17]. Verschiedene Fluss/Leckage-Kombinationen wurden

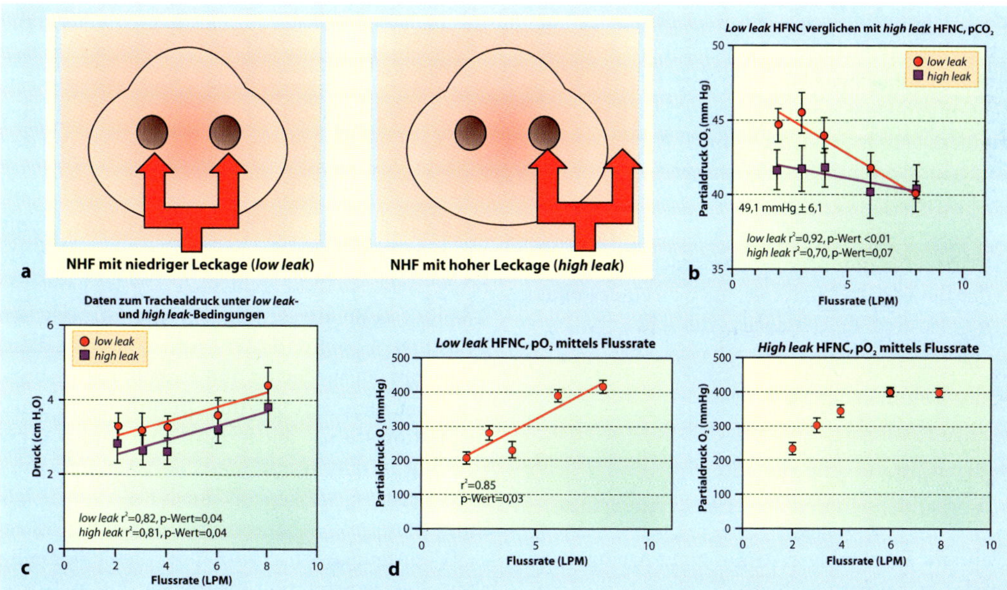


***Abb. 3.10a-d:*** Veränderungen des Atemwegsdrucks, von $pO_2$ und $pCO_2$ während hoher und niedriger Leckage bei lungenverletzten Ferkeln. Modif. nach [16].

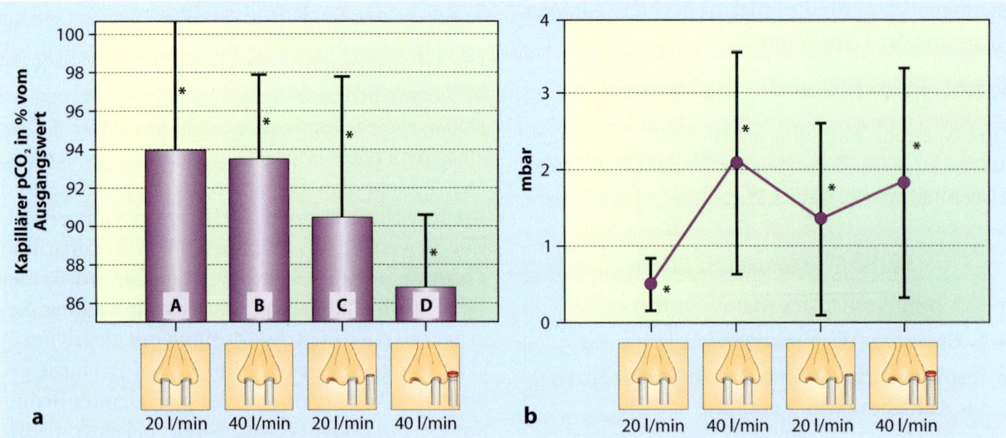


***Abb. 3.11a+b:*** Veränderungen des kapillaren $pCO_2$ und des mittleren Atemwegsdrucks bei COPD-Patienten nach 1 Stunde NHF-Atmung unter verschiedenen Versuchsbedingungen. Modif. nach [17].

bei stabilen hyperkapnischen COPD-Patienten über 1 Stunde getestet. Auch hier konnte der kapillare $pCO_2$ reduziert werden, indem die Leckage oder der Durchfluss unabhängig vom Atemwegsdruck erhöht wurden (☞ Abb. 3.11a+b).

### 3.3.6.2. Oxygenierung mit NHF-Systemen

Die Anwendung von Sauerstoff ist die häufigste Frühtherapie bei akuter Ateminsuffizienz, und die Verbesserung der Sauerstoffversorgung ist auch Teil der Behandlung von Patienten mit chronischer Ateminsuffizienz. Mittlerweile gibt es verschiedene Möglichkeiten, Sauerstoff zuzuführen, und eine hohe nasale Flussrate muss in dieser Hinsicht mit anderen Applikationsgeräten wie Nasenkanülen, Hudson-Masken und Nicht-Rückatmungsmasken mit einem Inspirationsreservoir konkurrieren.

Die resultierende Verbesserung der Oxygenierung hängt nach Leigh et al. [18]von einer Reihe von Faktoren ab. Diese Faktoren sind

- die Sauerstoffflussrate
- das Volumen der Maske
- enge Passform
- die inspiratorische Flussrate
- Vorhandensein und Dauer einer Atempause

Während einer ruhigen Atmung mit Atempausen hat der beispielsweise durch die Nasenlöcher eintretende Sauerstoff die Möglichkeit, das physiologischerweise in der Nase und im Pharynx vorhandene Gasgemisch (der letzte ausgeatmete Atemzug) zumindest teilweise zu ersetzen und dadurch ein Sauerstoffdepot zu hinterlassen. Mit Beginn des nächsten Atemzugs erhöht dieses Depot den Sauerstoffanteil, der direkt eingeatmet wird. Ein kleiner Anfangsteil der eingeatmeten Atemluft sollte daher eine relativ hohe $FiO_2$ aufweisen, gefolgt von Umgebungsluft, die mit allem angereichert ist, was das Sauerstoffanwendungssystem während des fortgesetzten Inhalationsprozesses hinzufügen kann. Je länger die Pause dauert, desto mehr Sauerstoff wird an das obere Atemwegsreservoir in einer Größenordnung von 60 bis 70 ml abgegeben. Da ein durchschnittlicher Atemzug etwa fünfmal so viel ausmacht, besteht der größte Teil der Einatemluft aus nicht zusätzlich oxygenierter Raumluft, welcher sich bei der Einatmung mit der oxygenierten Fraktion mischt.

Der Inspirationsfluss ist mit einem Mittelwert von 25 l/min und einem Spitzenwert von 36 l/min bei Erwachsenen in Ruhe recht hoch [19]. Im Falle von Atemnot oder Stresszuständen wie körperlicher Belastung überschreitet der Inspirationsfluss diese Werte um ein Vielfaches und erreicht nach Lafortuna et al. mehr als 200 l/min. In Anbetracht eines Inspirationsflusses dieser Größenordnung kann eine Zugabe durch herkömmliche Sauerstoffkanülen oder offene Masken mit einem Fluss von 2 bis 6 l/min keine großen Sauerstoffanteile zum größten Teil des Atemgases mit Ausnahme dieser anfänglichen Reservoirfraktion beitragen. Da sich die Atempause mit zunehmender Atemfrequenz verkürzt, nimmt auch der anfänglich eingeatmete

Sauerstoffanteil ab und damit die Sauerstoffzufuhr insgesamt. Darüber hinaus führt die schnelle Inspiration zu einer Beimischung von Raumluft, die den $FiO_2$ weiter senkt. Dies wurde von Wagstaff und Kollegen in einem Modellsystem, das diese Bedingungen mit verschiedenen Sauerstoffquellen nachahmt, gut bestätigt (☞ Abb. 3.12a) [20]. Mit zunehmender Atemfrequenz wird die effektive Sauerstoffzufuhr stark reduziert.

Eine NHF-Beatmung verändert diese Bedingungen in gewissem Maße. Das obere Atemwegsreservoir wird ständig mit dem Gemisch aus Sauerstoff und Umgebungsluft durchspült, das vom NHF-Gerät abgegeben wird. Es gibt keine Reservoirfraktion, aber im Gegensatz zu Nasenkanülen oder Hudson-Maskenatmung usw. wird der Inspirationsfluss zu einem großen Teil von der NHF-Vorrichtung zugeführt, weswegen das Inspirationsgas dem von der NHF-Vorrichtung bereitgestelltem Gasgemisch viel näher ist. Dies führt unter Verwendung eines NHF-Geräts zu einer sehr gut kontrollierten Sauerstoffversorgung, die sich auch bei einer Steigerung der Atemfrequenz nicht wesentlich verändert, wie in der Studie von Wagstaff et al. (☞ Abb. 3.12b) gezeigt werden konnte [20]. Der Grad der Sauerstoffanreicherung hängt vollständig von der Sauerstofffraktion ab, die am NHF-Gerät eingestellt wurde. Wichtig ist, dass der Sauerstoffanteil des NHF-Gasgemisches an die beim jeweiligen Patienten gemessene Sauerstoffsättigung angepasst werden muss. Die Autoren schlagen diesbezüglich vor, mit einem $FiO_2$ von 0,4 zu beginnen und sich dann auf die resultierenden 92 % der Sauerstoffsättigung einzustellen. Es sollte betont werden, dass aufgrund der unterschiedlichen Art der Sauerstoffzufuhr kein direkter Vergleich der vorherigen Einstellung einer Nasenkanüle möglich ist. Dies wurde in NHF-Studien nicht immer berücksichtigt und kann einige der Ergebnisse erklären.

Eine frühe Studie zum Vergleich der Sauerstoffversorgung in Ruhe und während des Trainings bei COPD konstatierte eine verbesserte Sauerstoffversorgung während der NHF-Atmung, obwohl die $FiO_2$ unter Berücksichtigung aller oben beschriebenen Vorbehalte stets auf ähnlichem Niveau eingestellt wurde [21]. Auch bei akutem Atemversagen (ARF) wurde der NHF erfolgreich angewendet, so z.B. bei Pneumonie und anderen ARF-Zuständen mit verbessertem $paO_2$ bei identisch abgegebenem $FiO_2$ [22,23].

Ein Beweis für die Wirksamkeit der Sauerstoffversorgung während der NHF-Atmung ist die Studie von Maggiore und Kollegen, in der eine Sauerstoffanwendung (Venturi-Maske) und die NHF-Atmung miteinander verglichen wurden. Es wurden

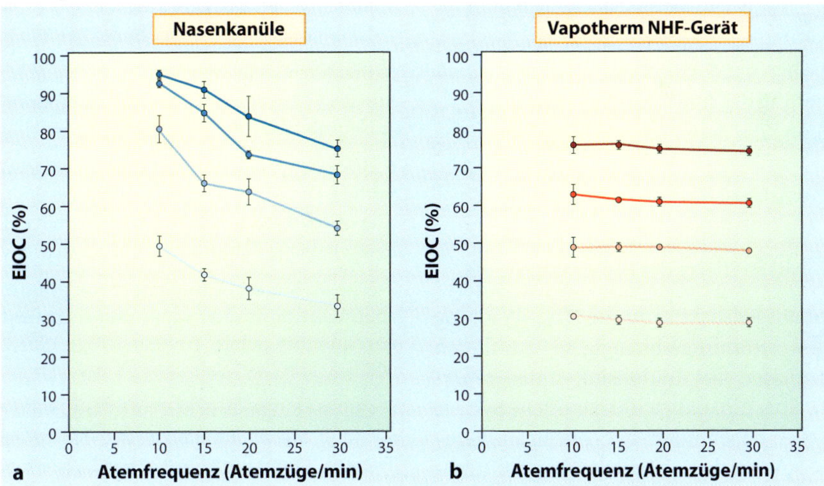


***Abb. 3.12a+b:*** **a**: Sauerstoffkonzentrationen (*effective inspired oxygen concentration*, EIOC) über einen Bereich von verschiedenen Atemfrequenzen, die mittels Nasenkanülen bei vier Sauerstoffdurchflussraten (2 l/min, 6 l/min, 10 l/min und 15 l/min) und bei einem Atemzugvolumen von 500 ml erreicht werden. **b**: EIOC, die vom Vapotherm NHF-Gerät für vier verschiedene Sauerstoffkonzentrationen über einen Bereich von verschiedenen Atemfrequenzen bei 30 l/min und bei einem Atemzugvolumen von 500 ml erreicht wird (Gasfluss 30 %, 60 %, 80 % und 100 %. Modif. nach [20].

in der NHF-Gruppe auch weniger Entsättigungen gefunden [24].

Bei einem direkten Vergleich der Sauerstoffanwendung via Gesichtsmaske und bei NHF [25] war die Wahrscheinlichkeit, dass Patienten mit NHF auf NIV wechselten im Vergleich zu Patienten mit Gesichtsmaske viel geringer und wiesen als Hinweis auf eine stabilere Sauerstoffversorgung auch weniger Entsättigungen auf.

Schließlich möchten wir an dieser Stelle noch einmal die Notwendigkeit hervorheben, den NHF für jedes Durchflussniveau auf $O_2$-Sättigung zu titrieren. Wir haben einen NHF mit einem konstanten (!) Sauerstoffstrom (in l/min, nicht konstant in Bezug auf die $FiO_2$!) bei 20 und 40 l/min verglichen und wie zu erwarten eine Abnahme der Sauerstoffsättigung beobachtet, da der gleiche Betrag an Sauerstoff mit doppelt so viel Umgebungsgas verdünnt wird [17].

### 3.3.7. Fazit

Es ist quasi unmöglich, die klinischen Auswirkungen einer NHF-Anwendung einem physiologischen Mechanismus zuzuordnen. Schematisch sind die verschiedenen Effekte in Tabelle 3.2 noch einmal zusammengefasst.

| NHF – Klinische Effekte des Einsatzes |
|---|
| 1. Reduzierung der $CO_2$-Rückatmung |
| 2. Auswaschen der Atemwege |
| 3. Reduzierung des funktionellen Totraums |
| 4. Abdeckung des maximalen Inspirationsflusses |
| 5. Geringer Anstieg des mittleren Atemwegsdruckes |

***Tab. 3.2:*** Klinische Effekte des NHF-Einsatzes.

Vereinfacht ausgedrückt kann die NHF-Wirkung als schnelles strömungsabhängiges Insufflieren von oxygenierter Inspirationsluft interpretiert werden. Darüber hinaus bewirkt das offene System einen schnellen ungehinderten Strom an ausatembarem Gas. Auswaschen, Überwindung des funktionellen Totraums, Abdeckung des inspiratorischen Spitzenflusses und reduzierte $CO_2$-Rückatmung sind die Folgen dieses Mechanismus. Dies führt beispielsweise zu einer verbesserten Insufflation von sauerstoffhaltiger Luft, was zu einer effektiven Anpassung des alveolären $FiO_2$ und $FiO_2$set führt. Gleichzeitig kommt es zu einer Verringerung der Hyperkapnie in den Atemwegen sowie in den Blutgasen. Somit weist der NHF Eigenschaften eines Atmungsunterstützungssystems mit Wirksamkeit in den Atemwegen auf. Dies ist unabhängig vom Atemwegsdruck und kann durch Fluss und Leckage beeinflusst werden.

Keine eindeutigen Beweise liegen bisher für Einflüsse auf die Atemmuskelpumpe und die Verbesserung der alveolären Ventilation vor. Wahrscheinlich ist der effektive Atemgasersatz die derzeit beste Umschreibung für die Auswirkungen des NHF.

## Literatur


1. Nahum A, Ravenscraft SA, Nakos G, Adams AB, Burke WC, Marini JJ. Effect of catheter flow direction on CO2 removal during tracheal gas insufflation in dogs. J Appl Physiol 1993;75(3):1238–46.

2. Dewan NA, Bell CW. Effect of low flow and high flow oxygen delivery on exercise tolerance and sensation of dyspnea. A study comparing the transtracheal catheter and nasal prongs. Chest 1994;105(4):1061–5.

3. Biselli P, Fricke K, Grote L, et al. Reductions in dead space ventilation with Nasal High Flow depend on physiologic dead space volume - Metabolic hood measurements during sleep in patients with COPD and controls. Eur Respir J 2018;1702251–17

4. Möller W, Feng S, Domanski U, et al. Nasal high flow reduces dead space. J Appl Physiol 2017;122(1):191–7.

5. Bräunlich J, Goldner F, Wirtz H. Nasal Highflow eliminates $CO_2$ from lower airways. Respiratory Physiology & Neurobiology 2017;242:86–8.

6. Bräunlich J, Beyer D, Mai D, Hammerschmidt S, Seyfarth H-J, Wirtz H. Effects of nasal high flow on ventilation in volunteers, COPD and idiopathic pulmonary fibrosis patients. Respiration 2013;85(4):319–25.

7. Katz JA, Marks JD. Inspiratory work with and without continuous positive airway pressure in patients with acute respiratory failure. Anesthesiology 1985;63(6): 598–607.

8. Chikata Y, Onodera M, Oto J, Nishimura M. FIO2 in an Adult Model Simulating High-Flow Nasal Cannula Therapy. Respiratory Care 2016;62(2):193–8.

9. Chanques G, Riboulet F, Molinari N, et al. Comparison of three high flow oxygen therapy delivery devices: a clinical physiological cross-over study. Minerva Anestesiol 2013;79(12):1344–55.

10. Szkulmowski Z, Belkhouja K, Le Q-H, Robert D, Argaud L. Bilevel positive airway pressure ventilation: fac-

tors influencing carbon dioxide rebreathing. Intensive Care Med 2010;36(4):688–91.

11. Schettino GPP, Chatmongkolchart S, Hess DR, Kacmarek RM. Position of exhalation port and mask design affect $CO_2$ rebreathing during noninvasive positive pressure ventilation. Crit Care Med 2003;31(8):2178–82.

12. Ferguson GT, Gilmartin M. CO2 rebreathing during BiPAP ventilatory assistance. American Journal of Respiratory and Critical Care Medicine 1995;151(4): 1126–35.

13. Racca F, Appendini L, Gregoretti C, et al. Helmet ventilation and carbon dioxide rebreathing: effects of adding a leak at the helmet ports. Intensive Care Med 2008; 34(8):1461–8.

14. Taccone P, Hess D, Caironi P, Bigatello LM. Continuous positive airway pressure delivered with a "helmet": Effects on carbon dioxide rebreathing. Crit Care Med 2004;32(10):2090–6.

15. Sivieri EM, Foglia EE, Abbasi S. Carbon dioxide washout during high flow nasal cannula versus nasal CPAP support: An in vitro study. Pediatr Pulmonol 2017;52 (6):792-798.

16. Frizzola M, Miller TL, Rodriguez ME, et al. High-flow nasal cannula: impact on oxygenation and ventilation in an acute lung injury model. Pediatr Pulmonol 2011;46 (1):67–74.

17. Bräunlich J, Mauersberger F, Wirtz H. Effectiveness of nasal highflow in hypercapnic COPD patients is flow and leakage dependent. BMC Pulm Med 2018;18(1):14.

18. Leigh JM. Variation in performance of oxygen therapy devices. Anaesthesia 1970;25(2):210-22.

19. Lafortuna CL, Minetti AE, Mognoni P. Inspiratory flow pattern in humans. J Appl Physiol Respir Environ Exerc Physiol 1984;57(4):1111-9.

20. Wagstaff TAJ, Soni N. Performance of six types of oxygen delivery devices at varying respiratory rates*. Anaesthesia 2007;62(5):492-503.

21. Chatila W, Nugent T, Vance G, Gaughan J, Criner GJ. The effects of high-flow vs low-flow oxygen on exercise in advanced obstructive airways disease. Chest 2004; 126(4):1108-1115.

22. Roca O, Riera J, Torres F, Masclans JR. High-flow oxygen therapy in acute respiratory failure. Respiratory Care 2010;55(4):408-413.

23. Sztrymf B, Messika J, Mayot T, Lenglet H, Dreyfuss D, Ricard JD. Impact of high-flow nasal cannula oxygen therapy on intensive care unit patients with acute respiratory failure: A prospective observational study. J Crit Care 2012;27(3):324.e9-324.e13.

24. Maggiore SM, Idone FA, Vaschetto R, Festa R, Cataldo A, Antonicelli F, Montini L, De Gaetano A, Navalesi P, Antonelli M. Nasal high-flow versus Venturi mask oxygen therapy after extubation. Effects on oxygenation, comfort, and clinical outcome. Am J Respir Crit Care Med 2014;190(3):282-8.

25. Parke RL, McGuinness SP, Eccleston ML. A Preliminary Randomized Controlled Trial to Assess Effectiveness of Nasal High-Flow Oxygen in Intensive Care Patients. Respiratory Care 2011;56(3):265-270.

## 3.4. Veränderungen des Atemmusters

Es wurde gezeigt, dass der Einsatz des NHF eine Reihe von Veränderungen im Atmungsmuster eines Patienten bewirkt, speziell hinsichtlich

- Atemfrequenz
- Atemzugvolumen ($V_T$)
- endexspiratorischem Lungenvolumen (EELV)
- Atemminutenvolumen (AMV)
- Verhältnis Inspiration/Exspiration
- Dyspnoe und
- thorakoabdominaler Asynchronität

Diese Veränderungen wurden in einer Reihe verschiedener Patientenpopulationen untersucht, die nachfolgend beschrieben werden.

### 3.4.1. Gesunde Probanden

In vielen Studien wurden gesunde Probanden zur Untersuchung des Wirkmechanismus und der Auswirkungen der NHF-Therapie auf das Atemmuster herangezogen.

Es wurde gezeigt, dass die Atemfrequenz bei gesunden Probanden unter NHF-Anwendung abnimmt [1]. Dies war ebenso der Fall bei sehr hohen Flussraten von bis zu 100 l/min [2]. Hierbei ging die Atemfrequenz mit zunehmendem Fluss zurück, wobei dieser Effekt jedoch bei einem Fluss von 50 l/min ein Plateau erreichte. Die Autoren nehmen an, dass der Abfall der Atemfrequenz hauptsächlich auf die Verringerung des Totraums zurückzuführen ist und dass erwartet werden kann, dass dieser Effekt durch das konstante Volumen des anatomischen Totraums begrenzt wird. Mit sehr hohen Flussraten stieg mit zunehmendem Gasfluss auch das EELV (☞ Abb. 3.13). Diese sehr hohen Flussraten sind zwar weder für die Verwendung an Patienten zugelassen noch evidenzbasiert, jedoch aus physiologischer Sicht interessant, um das Potential dieser Therapie zu eruieren.

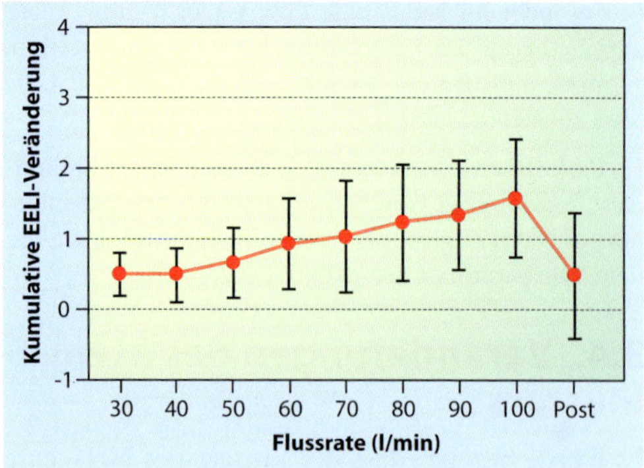


***Abb. 3.13:*** Kumulative Veränderung der endexpiratorischen Lungenimpedanz (EELI) bei NHF-Therapie (Datenmittelwerte). Modif. nach [2].

Mündel et al. [3] untersuchten die NHF-Auswirkungen im Wach- und Schlafzustand und fanden eine flussabhängige Abnahme der Atemfrequenz, begleitet von einer ähnlich flussabhängigen Zunahme des $V_T$ und des resultierenden Minutenvolumens. Im Gegensatz dazu kam es während des Schlafes ohne Änderung der Atemfrequenz zu einer $V_T$-Abnahme mit Rückgang des Atemminutenvolumens. Daraus ist ersichtlich, dass die Reaktion auf einen NHF vom Wach-/Schlafzustand bei gesunden Freiwilligen abhängig ist.

Ferner wurden gesunde Probanden untersucht, um unter einer NHF-Therapie die Auswirkungen der Rückenlage gegenüber der Bauchlage zu beschreiben [4]. Die Atemfrequenz nahm unter NHF-Therapie im Vergleich zur Raumluft unabhängig von der Körperposition ab, jedoch führte hier die Bauchlage zu einer deutlich stärkeren Abnahme der Atemfrequenz als in Rückenlage (-7,9 Atemzüge/min im Vergleich zu -2,7 Atemzügen/min). Die Autoren schließen, dass dies auf die Fähigkeit des NHF zurückzuführen ist, den anatomischen Totraum über den kontinuierlichen hohen Gasfluss gemeinsam mit einer Erhöhung der $V_T$ effektiv zu reduzieren. Die Belüftungsverteilung war in Bauchlage homogener als in Rückenlage. In Bauchlage verteilt sich die Beatmung während des NHF auf die ventralen Regionen, was mit den Erfahrungen bei normaler Ruheatmung übereinstimmt. Die Autoren resümieren, dass die Bauchlage von Patienten eine mögliche Strategie sein könnte, die Wirksamkeit eines NHF zu erhöhen, jedoch mit Einschränkungen hinsichtlich der Sicherheit und Verträglichkeit in der Praxis.

### 3.4.2. Akute hypoxämische respiratorische Insuffizienz

In vielen Studien konnte gezeigt werden, dass mittels NHF schädigende Atmungsmuster bei einer akuten hypoxämischen respiratorischen Insuffizienz (engl. *acute hypoxemic respiratory failure*, AHRF) gemindert werden können. Daher wird der NHF bei diesen Patienten zunehmend zur Unterstützung der Atmung eingesetzt.

Der Mechanismus hinter der Abnahme der Atemfrequenz ist höchstwahrscheinlich die Fähigkeit des NHF, den Inspirationsfluss und den $FiO_2$-Wert genauer anzupassen und einen positiven Atemwegsdruck zur Verbesserung der Alveolarbeatmung zu erzeugen, den Totraum zu reduzieren und den Inspirationswiderstand im Nasopharynx durch ausreichend Fluss und Befeuchtung zu überwinden. Im Gegensatz dazu wurde in einer multizentrischen randomisierten kontrollierten Studie (RCT), in der die Wirkung der NHF-Therapie auf die Atemfrequenz bei 100 immungeschwächten Patienten mit AHRF untersucht wurde, in den ersten zwei Stunden der Behandlung keine Abnahme der Atemfrequenz festgestellt [5]. Die Autoren gehen davon aus, dass in dieser Kohorte ein Atemversagen länger benötigt, um auf die Behandlung anzusprechen, weshalb sie annahmen, dass eine längere Versuchsdauer zu unterschiedlichen Ergebnissen geführt haben könnte. In ähnlicher Weise konnten kürzlich auch Delorme et al. in einer Studie keine Änderung der Atemfrequenz bei irgendeiner der getesteten Flussraten finden [6].

Die Abnahme der Atemfrequenz während der NHF-Therapie scheint flussabhängig zu sein, wobei die größten Verringerungen bei Flüssen von 60 l/min zu beobachten sind [7]. Wichtig ist, dass in einer Reihe von Studien [8-11] gezeigt werden konnte, dass keinerlei Verringerung der Atemfrequenz kurz nach dem Beginn einer NHF-Therapie mit deren Versagen oder gar der anschließenden Notwendigkeit einer Eskalation der Atemunterstützung assoziiert ist. Sztrymf et al. [9] stellten fest, dass ein Nicht-Ansprechen der Atemfrequenz innerhalb von 30 Minuten nach Beginn der NHF-Therapie ein früher Prädiktor für die Notwendigkeit einer endotrachealen Intubation war. In ähnlicher Weise arbeiteten Frat et al. heraus [8], dass bei 8 von 28 Patienten, die eine Intubation benötigten, eine Atemfrequenz von ≥30 Atemzügen/min innerhalb der ersten Stunde der Behandlung die Notwendigkeit einer Intubation mit einer Sensitivität von 94,1 % und einer Spezifität von 87,5 % vorhersagte. Das Vorhandensein einer thorakoabdominalen Asynchronität (inspiratorisches Einziehen des Thorax und Heben des Abdomens), die die Atemarbeit erhöht, wurde ebenfalls als wichtiger Prädiktor für den Erfolg eines NHF identifiziert, wobei Verbesserungen dieses Parameters bereits 30 Minuten nach Beginn der NHF beobachtet wurden [9, 12] (☞ Abb. 3.14).

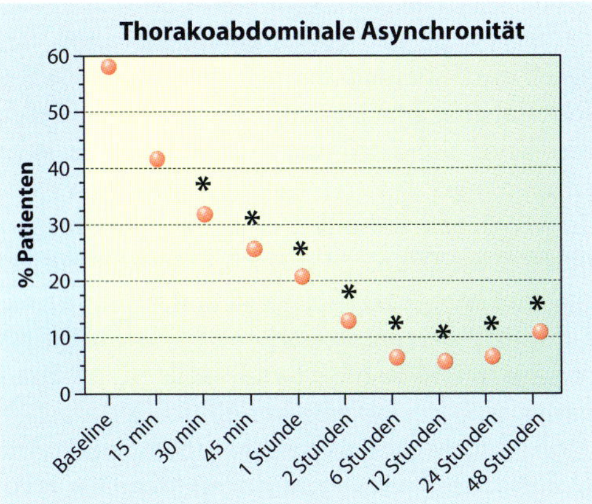


***Abb. 3.14:*** NHF: Signifikante Verbesserung einer thorakoabdominalen Asynchronität in Abhängigkeit von der Zeit. Modif nach [9]. * $p<0.05$ vs. Vorwert.

Nicht abschließend geklärt ist derzeit die Fähigkeit einer prophylaktischen NHF-Anwendung, um die Atemfrequenz bei Patienten mit einem Risiko für Atemversagen nach der Extubation zu senken. Es gab in zwei großen RCT an zwei einzelnen Einrichtungen, die die prophylaktische NHF-Anwendung zur Verhinderung eines Atemversagens untersuchten, keinen Unterschied in der Atemfrequenz zwischen NHF- und Sauerstoffgeräten mit geringem Fluss [13, 14] und auch nicht in einer kleineren randomisierten *cross-over*-Studie [15]. In einer kürzlich durchgeführten multizentrischen RCT wurde jedoch festgestellt, dass die Atemfrequenz während einer 48-stündigen Behandlungsdauer mit NHF immer signifikant niedriger ist als mit Sauerstoff bei geringem Fluss [16]. In diesen Studien gab es deutliche Unterschiede bezüglich der Dauer der mechanischen Beatmungszeit (von etwas mehr als einem halben Tag bis etwa 5 Tage), und es ist anzunehmen, dass eine NHF-Therapie hinsichtlich einer Verringerung der Atemfrequenz umso nützlicher ist, je länger die Beatmungszeit vor der Extubation war.

Der Effekt des NHF auf das Lungenvolumen bei AHRF wurde in einer Reihe von Studien untersucht. In zwei Studien von Mauri et al. [7, 17] wurde festgestellt, dass sich das Atemzugvolumen ($V_T$) unter NHF im Vergleich zu einem Sauerstoffgerät mit niedrigem Durchfluss nicht ändert. In einer anderen Studie ergab sich unter NHF-Therapie jedoch ein signifikanter Anstieg des $V_T$ um 10 % [18]. Trotz dieser unklaren Resultate in Bezug auf das $V_T$ zeigte jede der oben genannten Studien, dass eine NHF-Anwendung das endexspiratorische Lungenvolumen (EELV) signifikant erhöhte, was auf das Erzeugen eines niedrigen positiven Atemwegsdrucks hinweist [18], wodurch das alveoläre Recruitment unterstützt und ein weiterer Alveolarkollaps verhindert wird. Dabei wurde eine lineare Korrelation zwischen steigenden NHF-Flussraten und EELV-Anstieg gezeigt, wobei der EELV-Wert mit jedem Liter Anstieg des Flusses um 0,7 % zunahm [11]. Darüber hinaus wurde nachgewiesen, dass der Anstieg des EELV bei Patienten mit einem höheren Body-Mass-Index (BMI) größer ausfällt. So betrug der mittlere EELI-Anstieg bei einem BMI von 25 13% (High- versus Low-Flow), während er bei einem BMI von 40 24 % betrug. Das Atemminutenvolumen (AMV) scheint mit der NHF-Therapie bei AHRF abzunehmen, ohne jedoch die Sauerstoffversorgung zu beeinträchtigen oder den $CO_2$-Anteil zu erhöhen [7, 17]. Dies deutet auf eine verbesserte $CO_2$-Clearance durch Auswaschen des nasopharyngealen Totraums und/oder eine verringerte $CO_2$-Entstehung durch weniger Muskelbewegungen hin. Das Erhöhen des NHF-Flusses von 30 auf 45 l/min und weiter auf 60 l/min führte nicht zu einer noch größeren Verringerung des AMV, was darauf hinweist, dass der optimale Fluss für eine AMV-Reduktion bei AHRF 30 l/min beträgt [7]. Eine randomisierte *cross-over*-Studie mit Patienten unter akuter und mäßiger Atemnot (sieben mit hypoxämischem Atemversagen und fünf mit hyperkapnischem Atemversagen) ergab mit Flussraten von 20, 40 oder 60 l/min jedoch keinen Unterschied gegenüber den $V_T$- oder AMV-Ausgangswerten [6]. Da das individuelle Ansprechen auf die NHF-Therapie von der zugrunde liegenden Pathophysiologie abhängt, sind die Daten zur NHF-Wirkung auf das Lungenvolumen nicht einheitlich und scheinen von den Merkmalen der Studienkohorte beeinflusst zu werden.

Aufgrund der beobachteten Abnahme von Atemfrequenz, thorakoabdominaler Asynchronität und AMV sowie der Zunahme des EELV kann angenommen werden, dass der NHF die Dyspnoe bei AHRF lindert, wobei die Evidenz in diesem Bereich jedoch nicht nicht eindeutig ist. Eine Reihe von Studien hat eine statistisch und klinisch signifikante Reduktion der Dyspnoe unter einer NHF-Therapie im Vergleich zu Sauerstoffgeräten mit geringem Durchfluss [19-22] oder NIV [21,23] gezeigt. Im Gegensatz dazu wurde bei einer NHF-Anwendung im Vergleich zu Geräten mit geringem Fluss [5, 13, 18, 24] oder NIV bei einer großen multizentrischen RCT von 830 Patienten [25] keine derart signifikante Abnahme der Dyspnoe festgestellt. In den oben genannten Studien zeigt sich allerdings eine große Heterogenität in Bezug auf Studiendesign, Kohorte, Flussraten und Länge der Behandlungsintervalle, was möglicherweise eine Erklärung für diese so unterschiedlichen Ergebnisse darstellt.

### 3.4.3. COPD

Die Behandlung der Wahl bei Patienten mit akuten COPD-Exazerbationen ist die nicht-invasive Beatmung (NIV), da sie das $V_T$ erhöht und die alveoläre Ventilation verbessert [26]. Die NIV wird jedoch häufig schlecht vertragen, und die Compliance ist aufgrund von Beschwerden, Hautläsionen und der Unfähigkeit zu kommunizieren sowie Flüssigkeiten und Nahrung aufzunehmen gering [27]. Bei chronisch hyperkapnischen und hypoxämischen Patienten mit COPD ist die Langzeit-Sauerstofftherapie (LTOT) eine häufig eingesetzte Behandlung. Ähnlich wie bei der NIV kann die Compliance aufgrund mangelnder Wärme- und Feuchtigkeitszufuhr jedoch auch hier schlecht sein. Aufgrund der eher geringen Compliance-Werte unter NIV und LTOT wurde der NHF als Alternative bei der Behandlung der akuten und chronischen COPD untersucht [28].

Die Wirkung der NHF-Therapie auf die Atemfrequenz wurde bei stabiler chronischer COPD im Wachzustand [1,29-31] und im Schlaf [32] sowie bei Patienten untersucht, die wegen akuter COPD-Exazerbationen stationär eingeliefert wurden [33]. Nilius et al. [30] und Fraser et al. [29] untersuchten LTOT-abhängige Patienten mit mittelschwerer bis schwerer COPD und fanden heraus, dass die NHF-Therapie zu einer statistisch signifikanten Abnahme der Atemfrequenz im Vergleich zu Sauerstoff mit geringem Fluss (19,8 [SD 4,2] vs. 18,0 [SD 4,7] Atemzüge/min, p<0,01; 19,2 [SD 4,8] vs. 15,4 [SD 6,3] Atemzüge/min, p <0,001) führte. Bei Patienten mit stabiler COPD, die im Schlaf NHF erhielten, wurde jedoch keine ähnliche Verringerung der Atemfrequenz beobachtet [32]. Bei Krankenhauspatienten mit COPD nahm die Atemfrequenz unter einer NHF-Therapie ab [27]. In einer Beobachtungsstudie mit 15 Patienten sank die Atemfrequenz während der NHF-Therapie um durchschnittlich 2,4 [SD 2,3] Atemzüge/min im Vergleich zur "Spontanatmung" (vermutlich Sauerstoff mit geringem Durchfluss), allerdings wurden hier keine Rohdaten zur Atemfrequenz in jeder Gruppe angegeben [ 1]. Aufbauend auf dieser Studie verglichen Bräunlich et al. [31] "Spontanatmung" (wiederum vermutlich Sauerstoff mit geringem Fluss), NHF (20, 30, 40 und 50 l/ min), nasale CPAP-Beatmung (*continuous positive airway pressure*, 6 und 10 mbar) und nasale BiPAP-Beatmung (biphasischer positiver Atemwegsdruck, 14/ 6 mbar) nicht randomisiert bei 18 Patienten. Die Atemfrequenz verringerte sich während der NHF bei 20 l/min von durchschnittlich 15,7 [SD 4,1] Atemzügen/min während der Spontanatmung auf 11,6 [SD 3,6] Atemzüge/min. Die Autoren konnten zeigen, dass die Reduktion der Atemfrequenz flussabhängig war: Mit zunehmender NHF-Rate nahm auch die Atemfrequenz weiter ab (☞ Abb. 3.15).

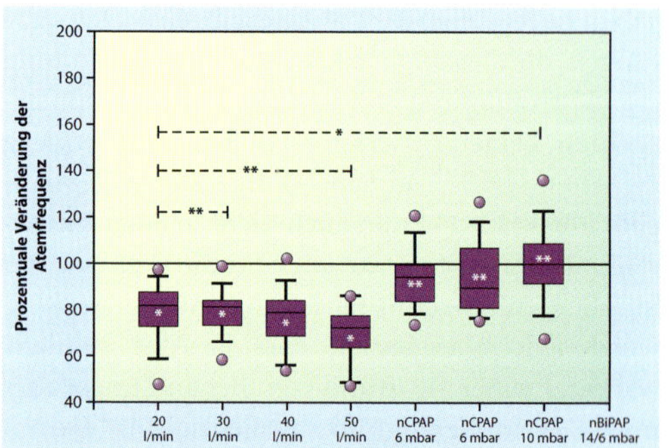


***Abb. 3.15:*** Prozentuale Veränderung der Atemfrequenz (n=18). Modif. nach [8]. **nBiPAP**: (nasaler) biphasischer positiver Atemwegsdruck; **nCPAP**: (nasaler) kontinuierlich positiver Atemwegsdruck. * signifikanter p-Wert, ** kein signifikanter p-Wert.

In einer kürzlich durchgeführten randomisierten *cross-over*-Studie mit 24 Patienten führte ein NHF im Vergleich zu Standard-Nasenprongs zu einer statistisch signifikanten Verringerung der Atemfrequenz innerhalb der 30-minütigen Behandlungsdauer. Diese Unterschiede in der Atemfrequenz zwischen den Behandlungsgruppen waren jedoch nicht von klinischer Bedeutung (20,1 vs. 21,4 Atemzüge/min) [33]. Die Wirkung der NHF-Therapie auf das Verhältnis Inspiration/Exspiration wurde ebenfalls untersucht, jedoch mit widersprüchlichen Ergebnissen. Fraser et al. [29] fanden heraus, dass der NHF das Verhältnis im Vergleich zu LTOT verkürzte, während andere Studien [1, 31] diesbezüglich keinen Unterschied zwischen den untersuchten Geräten zur Unterstützung der Atemwege fanden.

Im Vergleich zu Sauerstoff mit geringem Fluss scheint die NHF-Therapie das $V_T$ bei Patienten mit stabiler COPD [1,29,31] zu erhöhen. Diese Erhöhungen gingen entweder mit unverändertem [29] oder verringertem AMV[1,31] einher. Wichtig ist, dass das unveränderte oder reduzierte AMV nicht mit zu einem Anstieg des $CO_2$ führte, sondern vielmehr ein signifikanter $CO_2$-Rückgang beobachtet wurde. Diese Verringerung der Hyperkapnie deutet trotz einer geringeren Atemfrequenz und eines verringerten AMV aus folgenden Gründen auf eine Verbesserung der alveolären Beatmung hin:

1. der Fähigkeit des NHF, einen positiven Atemwegsdruck zu erzeugen,
2. einer Spülung des Totraums mit anschließender Verringerung der $CO_2$-Rückatmung und
3. einer Reduzierung des Totraums

Fraser et al. [29] haben das EELV bei stabiler COPD gemessen und einen signifikanten Anstieg dieses Parameters gezeigt, wodurch ein weiterer Mechanismus definiert wird, durch den die alveoläre Ventilation verbessert wird. Während des Schlafes wurde im Vergleich zur Raumluft eine signifikante Verringerung sowohl des $V_T$ als auch des AMV beobachtet [32]. Wiederum verringerten sich auch die transkutanen $CO_2$-Spiegel, was darauf hinweist, dass während der NHF-Therapie eine ausreichende alveoläre Ventilation erhalten blieb.

Durch die Mechanismen des Auswaschens des Totraums, die Verringerung des Inspirationswiderstands durch angemessene Befeuchtung und Durchflussraten sowie mittels Erzeugung eines positiven Atemwegsdrucks lindert der NHF die Dyspnoe bei Patienten mit stabiler COPD. In zwei kürzlich durchgeführten Studien wurde eine signifikante Verringerung der Dyspnoe sowohl in Ruhe als auch während des Trainings im Vergleich zu Sauerstoff mit geringem Durchfluss festgestellt [31, 34]. Eine andere Studie dieser Kohorte ergab jedoch, dass LTOT eine stärkere Linderung der Dyspnoe bewirkte, wobei die Dyspnoe-Werte jedoch in beiden Gruppen sehr niedrig waren und die Teilnehmer entweder gar keine oder nur eine minimale Dyspnoe angaben [29]. Leider liegen keine Daten zu den Auswirkungen von NHF auf Dyspnoe bei akuten COPD-Exazerbationen vor.

NHF scheint das Atmungsmuster bei Patienten mit stabiler COPD und bei akuten Exazerbationen, die einen Krankenhausaufenthalt erfordern, zu verbessern. Es fehlen jedoch Daten zur Untersuchung der Wirkung von NHF bei Patienten mit akutem hyperkapnischen Atemversagen, welches eine Aufnahme auf die Intensivstation erfordert.

### 3.4.4. Interstitielle Lungenerkrankung

Die interstitielle Lungenerkrankung (*interstitial lung disease*, ILD) ist durch subjektive Atemnot und verschiedene Muster einer restriktiven Lungenerkrankungen (Behinderung der Lungenentfaltung) aufgrund einer schlechten Lungencompliance gekennzeichnet, die zu einer Verringerung des Lungenvolumens führt. Angesichts der Pathophysiologie der ILD und der Wirkmechanismen des NHF erscheint es vernünftig zu berücksichtigen, dass der NHF den Atmungsmustern dieser Patienten einen gewissen Nutzen bringen könnte. Allerdings gibt es derzeit nur wenige Hinweise darauf. Eine Beobachtungsstudie hat die NHF-Anwendung bei idiopathischer Lungenfibrose untersucht [1]. Mittels Polysomnographie wurden die Atmungsmuster von 13 Patienten unter NHF und "Spontanatmung" (vermutlich Sauerstoff mit geringem Fluss) bewertet. Die Atemfrequenz nahm unter der NHF-Therapie signifikant ab (um 2,6 ± 1,5 Atemzüge/min bzw. 13 ± 7,5%). Es wurden hier jedoch keine Rohdaten zu den Atemfrequenzen in jeder Gruppe angegeben, was die Möglichkeiten der Interpretation der klinischen Bedeutung dieses Befundes einschränkt. Das Verhältnis Inspiration/Exspiration blieb unverändert. Auch das $V_T$ änderte sich nicht, aber es gab eine signifikante Abnahme des AMV mit anschließender Abnahme des $CO_2$-Spiegels, was darauf hindeutet, dass die alveoläre Ventilation verbessert wurde. Das EELV wurde in dieser Studie nicht bewertet, aber es ist bekannt, dass es unter NHF-Therapie bei anderen Patientenpopulationen zunimmt. Da die ILD durch ein verringertes Lungenvolumen gekennzeichnet ist, kann ein solcher Anstieg des EELV für Patienten mit dieser Erkrankung besonders vorteilhaft sein, da der NHF das Potenzial besitzt, die Atemarbeit zu reduzieren, indem Alveolen rekrutiert und die Beatmung auf den Teil der Volumen-Druckkurve mit mehr Compliance verlagert wird.

### 3.4.5. Fazit

Die physiologischen Vorteile des NHF gegenüber der Standard-Sauerstofftherapie, insbesondere die Verbesserung der Atmungsmuster durch Erhöhung des Lungenvolumens, die Verringerung der Atemfrequenz und die Linderung der Atemnot, haben dazu geführt, dass diese Behandlung verstärkt zur Unterstützung der Atmung eingesetzt wird. Es sind jedoch weitere Untersuchungen erforderlich, um nachzuweisen, ob der NHF die Normalisierung der Atmungsmuster unterstützen kann, insbesondere bei akutem hyperkapnischem Atemversagen und bei interstitieller Lungenerkrankung.

### Literatur

1. Bräunlich J, Beyer D, Mai D, Hammerschmidt S, Seyfarth HJ, Wirtz H. Effects of nasal high flow on ventilation in volunteers, COPD and idiopathic pulmonary fibrosis patients. Respiration 2013, 85(4):319-325.

2. Parke RL, Bloch A, McGuinness SP. Effect of Very-High-Flow Nasal Therapy on Airway Pressure and End-Expiratory Lung Impedance in Healthy Volunteers. Respir Care 2015, 60(10):1397-1403.

3. Mundel T, Feng S, Tatkov S, Schneider H. Mechanisms of nasal high flow on ventilation during wakefulness and sleep. J Appl Physiol 2013;114(8):1058-1065.

4. Riera J, Perez P, Cortes J, Roca O, Masclans JR, Rello J: Effect of high-flow nasal cannula and body position on end-expiratory lung volume: a cohort study using electrical impedance tomography. Respir Care 2013; 58(4): 589-596.

5. Lemiale V, Mokart D, Mayaux J, Lambert J, Rabbat A, Demoule A, Azoulay E. The effects of a 2-h trial of high-flow oxygen by nasal cannula versus Venturi mask in immunocompromised patients with hypoxemic acute respiratory failure: a multicenter randomized trial. Crit Care 2015;19:380.

6. Delorme M, Bouchard P-A, Simon M, Simard S, Lellouche F. Effects of High-Flow Nasal Cannula on the Work of Breathing in Patients Recovering From Acute Respiratory Failure. Crit Care Med 2017;45:1981-1988.

7. Mauri T, Alban L, Turrini C, Cambiaghi B, Carlesso E, Taccone P, Bottino N, Lissoni A, Spadaro S, Volta CA et al. Optimum support by high-flow nasal cannula in acute hypoxemic respiratory failure: effects of increasing flow rates. Intensive Care Med 2017;43(10):1453-1463.

8. Frat JP, Brugiere B, Ragot S, Chatellier D, Veinstein A, Goudet V, Coudroy R, Petitpas F, Robert R, Thille AW et al. Sequential application of oxygen therapy via high-flow nasal cannula and noninvasive ventilation in acute respiratory failure: an observational pilot study. Respir Care 2015;60(2):170-178.

9. Sztrymf B, Messika J, Bertrand F, Hurel D, Leon R, Dreyfuss D, Ricard JD. Beneficial effects of humidified high flow nasal oxygen in critical care patients: a prospective pilot study. Intensive Care Med 2011;37(11): 1780-1786.

10. Messika J, Ben Ahmed K, Gaudry S, Miguel-Montanes R, Rafat C, Sztrymf B, Dreyfuss D, Ricard JD. Use of High-Flow Nasal Cannula Oxygen Therapy in Subjects With ARDS: A 1-Year Observational Study. Respir Care 2015;60(2):162-169.

11. Roca O, Messika J, Caralt B, García-de-Acilu M, Sztrymf B, Ricard JD, Masclans JR. Predicting success of high-flow nasal cannula in pneumonia patients with hypoxemic respiratory failure: The utility of the ROX index. J Crit Care 2016;35:200-5.

12. Itagaki T, Okuda N, Tsunano Y, Kohata H, Nakataki E, Onodera M, Imanaka H, Nishimura M. Effect of high-flow nasal cannula on thoraco-abdominal synchrony in adult critically ill patients. Respir Care 2014;59(1):70-74.

13. Corley A, Bull T, Spooner AJ, Barnett AG, Fraser JF. Direct extubation onto high-flow nasal cannulae post-cardiac surgery versus standard treatment in patients with a BMI >/=30: a randomised controlled trial. Intensive Care Med 2015;41(5):887-894.

14. Parke R, McGuinness S, Dixon R, Jull A. Open-label, phase II study of routine high-flow nasal oxygen therapy in cardiac surgical patients. Br J Anaesth 2013; 111(6): 925-931.

15. Tiruvoipati R, Lewis D, Haji K, Botha J. High-flow nasal oxygen vs high-flow face mask: a randomized crossover trial in extubated patients. J Crit Care 2010; 25(3): 463-468.

16. Maggiore SM, Idone FA, Vaschetto R, Festa R, Cataldo A, Antonicelli F, Montini L, De Gaetano A, Navalesi P, Antonelli M. Nasal high-flow versus Venturi mask oxy-

gen therapy after extubation. Effects on oxygenation, comfort, and clinical outcome. Am J Respir Crit Care Med 2014;190(3):282-288.

17. Mauri T, Turrini C, Eronia N, Grasselli G, Volta CA, Bellani G, Pesenti A. Physiologic Effects of High-Flow Nasal Cannula in Acute Hypoxemic Respiratory Failure. Am J Respir Crit Care Med 2017;195(9):1207-1215.

18. Corley A, Caruana LR, Barnett AG, Tronstad O, Fraser JF. Oxygen delivery through high-flow nasal cannulae increase end-expiratory lung volume and reduce respiratory rate in post-cardiac surgical patients. Br J Anaesth 2011;107(6):998-1004.

19. Lenglet H, Sztrymf B, Leroy C, Brun P, Dreyfuss D, Ricard JD. Humidified high flow nasal oxygen during respiratory failure in the emergency department: feasibility and efficacy. Respir Care 2012;57(11):1873-1878.

20. Roca O, Riera J, Torres F, Masclans JR. High-flow oxygen therapy in acute respiratory failure. Respir Care 2010;55(4):408-413.

21. Frat JP, Thille AW, Mercat A, Girault C, Ragot S, Perbet S, Prat G, Boulain T, Morawiec E, Cottereau A et al. High-flow oxygen through nasal cannula in acute hypoxemic respiratory failure. New Engl J Med 2015; 372(23): 2185-2196.

22. Rittayamai N, Tscheikuna J, Rujiwit P. High-flow nasal cannula versus conventional oxygen therapy after endotracheal extubation: a randomized crossover physiologic study. Respir Care 2014;59(4):485-490.

23. Schwabbauer N, Berg B, Blumenstock G, Haap M, Hetzel J, Riessen R. Nasal high-flow oxygen therapy in patients with hypoxic respiratory failure: effect on functional and subjective respiratory parameters compared to conventional oxygen therapy and non-invasive ventilation (NIV). BMC Anesthesiol 2014;14:66.

24. Vargas F, Saint-Leger M, Boyer A, Bui NH, Hilbert G. Physiologic Effects of High-Flow Nasal Cannula Oxygen in Critical Care Subjects. Respir Care 2015;60(10):1369-1376.

25. Stephan F, Barrucand B, Petit P, Rezaiguia-Delclaux S, Medard A, Delannoy B, Cosserant B, Flicoteaux G, Imbert A, Pilorge C et al. High-Flow Nasal Oxygen vs Noninvasive Positive Airway Pressure in Hypoxemic Patients After Cardiothoracic Surgery: A Randomized Clinical Trial. JAMA 2015;313(23):2331-2339.

26. Diaz O, Iglesia R, Ferrer M, Zavala E, Santos C, Wagner PD, Roca J, Rodriguez-Roisin R. Effects of noninvasive ventilation on pulmonary gas exchange and hemodynamics during acute hypercapnic exacerbations of chronic obstructive pulmonary disease. Am J Respir Crit Care Med 1997;156:1840-1845.

27. Osadnik CR, Tee VS, Carson-Chahhoud KV, Picot J, Wedzicha JA, Smith BJ. Non-invasive ventilation for the management of acute hypercapnic respiratory failure due to exacerbation of chronic obstructive pulmonary disease. Cochrane Database Syst Rev 2017;7:CD004104.

28. Pisani L, Vega ML. Use of Nasal High Flow in Stable COPD: Rationale and Physiology. COPD 2017;14:346-350.

29. Fraser JF, Spooner AJ, Dunster KR, Anstey CM, Corley A. Nasal high flow oxygen therapy in patients with COPD reduces respiratory rate and tissue carbon dioxide while increasing tidal and end-expiratory lung volumes: a randomised crossover trial. Thorax 2016;71(8):759-761.

30. Nilius G, Franke KJ, Domanski U, Ruhle KH, Kirkness JP, Schneider H. Effects of nasal insufflation on arterial gas exchange and breathing pattern in patients with chronic obstructive pulmonary disease and hypercapnic respiratory failure. Adv Exp Med Biol 2013;755:27-34.

31. Bräunlich J, Kohler M, Wirtz H. Nasal highflow improves ventilation in patients with COPD. Int J Chron Obstruct Pulmon Dis 2016;11:1077-1085.

32. Biselli PJC, Kirkness JP, Grote L, Fricke K, Schwartz AR, Smith P, Schneider H. Nasal high-flow therapy reduces work of breathing compared with oxygen during sleep in COPD and smoking controls: a prospective observational study. J Appl Physiol 2017;122(1):82-88.

33. Pilcher J, Eastlake L, Richards M, Power S, Cripps T, Bibby S, Braithwaite I, Weatherall M, Beasley R. Physiological effects of titrated oxygen via nasal high-flow cannulae in COPD exacerbations: A randomized controlled cross-over trial. Respirology 2017;22(6):1149-1155.

34. Cirio S, Piran M, Vitacca M, Piaggi G, Ceriana P, Prazzoli M, Paneroni M, Carlucci A. Effects of heated and humidified high flow gases during high-intensity constant-load exercise on severe COPD patients with ventilatory limitation. Respir Med 2016;118:128-132.

## 3.5. Atemarbeit während der NHF-Therapie

### 3.5.1. Einführung

Die Wirkmechanismen der NHF-Therapie sind vielfältig. Dazu gehören das Auswaschen des anatomischen Totraums, eine ausreichende Befeuchtung der Atemwege, die Abgabe variabler inspiratorischer und exspiratorischer Drücke, Änderungen in den Atmungsmustern und ein verbesserter Gasaustausch [1], die in den entsprechenden Kapiteln dieses Lehrbuches beschrieben werden. Diese Mechanismen, die je nach der zugrunde liegenden Pathophysiologie des Patienten in unterschiedlichem Maße beteiligt sein können, haben den gemeinsamen Aspekt, dass alle zu einer Verringerung der Arbeitsbelastung der Atemwege beitragen und dadurch den Komfort verbessern und die Atemnot des Patienten verringern können, indem sie die Atemarbeit (*work of breathing*, WOB) reduzieren. Klinische Beobachtungen und physiologische Daten, die bei Patienten mit unterschiedlichem Krankheitsgrad eruiert wurden, stützen diese Annahme, weswegen hier die aktuellen Erkenntnisse zu den Auswirkungen der NHF-Therapie auf die Atemleistung dargestellt werden sollen.

### 3.5.2. Indikatoren der Atemarbeit während NHF

Obwohl eine erhöhte Atemarbeit aufgrund klinischer Symptome häufig einfach nachzuweisen ist, kann ihre objektive Messung in der Routinepraxis durchaus eine Herausforderung darstellen. Um die Atemleistung objektiv zu quantifizieren, können mehrere Indikatoren verwendet werden, wie z.B.

- die Ösophagusdruckschwankung ($\Delta P_{es}$) als sinnvolle und genaue Schätzung des Pleuradrucks
- das Ösophagus-Druck-Zeit-Produkt ($PTP_{es}$)
- das transdiaphragmatische Druck-Zeit-Produkt ($PTP_{di}$) und
- die schon erwähnte Atemarbeit (WOB)

Das $PTP_{es}$ spiegelt die Anstrengung aller Atemmuskeln wider, während sich das $PTP_{di}$ auf die Anstrengung des Zwerchfells fokussiert. Beide beziehen sich auf das Integral des Drucks, den die Atemmuskeln im Laufe der Zeit vom Beginn bis zum Ende der Inspiration entwickeln [2]. Die WOB wird normalerweise anhand des Campbell-Diagramms berechnet und bezieht sich auf das Integral Druck über Volumen [3]. Daher erfordern $PTP_{es}$ und WOB eine kontinuierliche Aufzeichnung sowohl des Ösophagusdrucks $P_{es}$ als auch des Atemflusses, wobei letzterer bei Patienten unter NHF-Anwendung ziemlich schwierig zu bewerten ist. Mehrere Autoren sind dieses Problem mithilfe der respiratorischen induktiven Plethysmographie (RIP) [4-6,16] oder der elektrischen Impedanztomographie (EIT) [7] angegangen. Eine einfache Integration des Bereichs unter dem $P_{es}$-Signal vom Einsetzen der negativen Ablenkung bis zur Rückkehr des $P_{es}$ zur Grundlinie wurde ebenfalls vorgeschlagen ("vereinfachtes $PTP_{es}$") [10,17,18]. Aktuelle Daten legen nahe, dass die normale WOB bei Erwachsenen zwischen 2,4 und 7,5 J/min (und zwischen 0,20 und 0,9 J/l) liegt und die normalen $PTP_{es}$-Werte zwischen 50 und 150 $cmH_2O \cdot s/min$ liegen [2].

### 3.5.3. Klinische Marker der Atemarbeit

Damit Ärzte den NHF bei kritisch kranken Patienten angemessen überwachen und anpassen können, sind einfache Marker erforderlich. Zahlreiche Autoren zeigten, dass die Atemfrequenz zu Beginn des NHF signifikant reduziert werden kann (☞ Abb. 3.16) [7-12]. In 2011 berichteten Sztrymf et al. über Daten aus einer Pilotstudie, die darauf hindeuten, dass der NHF die Atemanstrengung bei Intensivpatienten mit akutem Atemversagen verringern könnte, was durch eine Verbesserung des Dyspnoe-Scores, der supraklavikulären Retraktion und der thorakoabdominalen Asynchronität

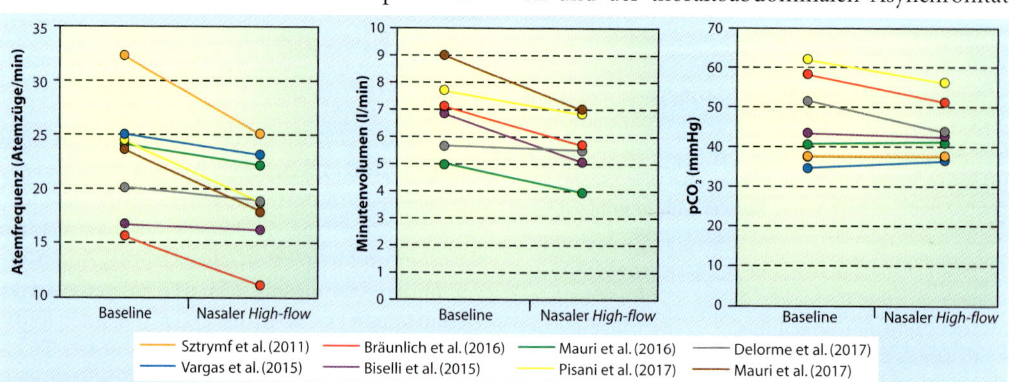


***Abb. 3.16:*** Veränderungen zwischen Ausgangswerten (konventionelle Sauerstofftherapie oder Raumluft) und unter NHF in Bezug auf Atemfrequenz, Minutenvolumen (sofern verfügbar) und Kohlendioxid-Partialdruck ($pCO_2$) in verschiedenen Populationen erwachsener Patienten.

gezeigt wird [8]. Die Autoren stellten fest, dass zu Beginn der NHF-Einleitung (innerhalb der ersten 15 Minuten) eine signifikante Verringerung der Atemfrequenz auftreten kann. Das Fehlen einer signifikanten Verbesserung des Atmungsmusters des Patienten nach der Einleitung kann als Frühindikator für ein NHF-Versagen angesehen werden (z.B. mit der Notwendigkeit einer mechanischen Beatmung) [9].

In einigen Situationen kann die Verringerung der Atemfrequenz zu einer verringerten Alveolarbeatmung führen, was den Kohlendioxidpartialdruck ($pCO_2$) erhöhen kann. Unter NHF berichteten jedoch mehrere Studien über eine Verringerung sowohl der Atemfrequenz als auch des AMV, während der $PaCO_2$ konstant blieb oder sogar geringfügig verringert wurde (☞ Abb. 3.16). Dies deutet offensichtlich auf eine Verringerung des Totraumvolumens aufgrund des Auswaschens der oberen Atemwege hin. Folglich bleibt die Alveolarventilation konstant oder erhöht sich leicht. Delorme et al. zeigten dieses Phänomen bei gesunden Probanden, bei denen die Totraumventilation um die Hälfte reduziert wurde, wobei die Flussraten auf 40 und 60 l/min eingestellt waren, verglichen mit keiner Therapie [16]. Bemerkenswert ist, dass auch bei 20 l/ min ein signifikanter Effekt vorhanden war.

Interessanterweise wurde 2016 in einer Studie von Mauri et al. [7] eine signifikante Korrelation zwischen Atemanstrengung und Minutenbeatmung nachgewiesen ($\Delta PTP \times \Delta MV_{corr}$: $R^2=0{,}46$, $p<0{,}01$), wobei letzteres hauptsächlich auf eine Verringerung der Atemfrequenz zurückzuführen ist. Somit scheint die Verringerung der Atemfrequenz ein leicht zu überwachender und klinisch relevanter Indikator für eine verbesserte Atemleistung bei kritisch kranken Patienten zu sein, obwohl die WOB in einigen Fällen ohne Verringerung der Atemfrequenz noch verbessert werden kann [5,6].

## 3.5.4. Physiologische Marker der Atemarbeit

Eine vollständige Auswertung aller Indices der Atemarbeit während eines NHF ist schwierig, da das Atemvolumen nicht direkt mit Pneumotachographen ausgewertet werden kann, wie dies während der NIV oder bei mechanisch beatmeten Patienten praktiziert wird. Nur in wenigen Studien wurde eine Bewertung der Atemarbeit durchgeführt [4-6], und die meisten stützten sich dabei auf Schwankungen des Ösophagusdruckes oder ein vereinfachtes Ösophagus-Druck-Zeit-Produkt.

### 3.5.4.1. Pädiatrische Studien

Saslow et al. waren die Ersten, die über physiologische Daten zur Bewertung der Atemarbeit unter NHF im klinischen Umfeld berichteten [4]. Sie untersuchten achtzehn Frühgeborene mit der Fragestellung, ob eine NHF-Flussrate von 3, 4 und 5 l/ min die Atemarbeit im Vergleich zum nasalen kontinuierlichen positiven Atemwegsdruck (nCPAP) von 6 $cmH_2O$ beeinflussen kann. In Bezug auf die Atemanstrengung konnten die Autoren in dieser Population trotz einer signifikanten Verbesserung der Compliance (von 0,83 ± 0,49 auf 1,03 ± 0,47 $ml/kg/cmH_2O$ mit nCPAP bzw. einem NHF von 5 l/min, p=0,03) keine Vorteile des NHF im Vergleich zu nCPAP nachweisen und spekulierten, dass der zugrunde liegende geringe Schweregrad der Patienten sowie die verwendeten niedrigen Flussraten diese Ergebnisse erklären könnten [4].

Milési et al. führten kürzlich eine Studie an Säuglingen unter 6 Monaten mit akuter viraler Bronchiolitis durch, in der die Auswirkungen von NHF auf die Atemanstrengung mit unterschiedlichen Flussraten verglichen wurden [9]. Sie fanden heraus, dass eine Erhöhung der Flussraten von 1 auf 7 l/min zu einer signifikanten Abnahme der Atemfrequenz führte und dass die maximalen Flussraten zu einer signifikanten Abnahme des $PTP_{es}$ um etwa 50 % im Vergleich zu einer Flussrate von 1 l/ min führten ($p<0{,}01$; ☞ Tab. 3.3). Diese Verringerung der Atemleistung korrelierte mit der Menge des vom Gerät bereitgestellten Überdrucks (R= 0,418, p=0,0038), wobei der mittlere Pharyngealdruck 4 $cmH_2O$ (95% CI 3-5) bei 7 l/min erreichte. Die Autoren stellten die Hypothese auf, dass der mittels NHF abgegebene Überdruck, der nur dann klinisch relevant war, wenn die Flussraten auf mindestens 2 l/kg/min eingestellt wurden, die Inspirationsbemühungen des Patienten zur Überwindung des intrinsischen positiven endexspiratorischen Drucks (PEEPi) ausgleichen könnte und dass dieser "PEEP-Effekt" der Hauptmechanismus sein könnte, der die bei solchen Patienten beobachtete Verringerung der Atemanstrengung erklärt [9].

Bei Frühgeborenen nach Extubation wurde gezeigt, dass der NHF bei der Reduzierung der mittels $PTP_{di}$ bewerteten Atemleistung, die mit NHF im Vergleich zu synchronisierter NIV (S-NIV) um mehr als 50 % höher war (p=0,0077), nicht so wirksam war wie die synchronisierte S-NIV [19]. Wesentlich ist hierbei die Bezeichnung "synchronisierte" NIV, da eine angemessene Synchronisation in dieser Population schwierig zu erreichen sein kann, was dann den Weg hin zu einer NHF- oder CPAP-Präferenz ebnen kann.

### 3.5.4.2. Studien an Erwachsenen in der Akutphase

Die Arbeitsgruppe um Vargas et al. beschrieb erstmals die Verbesserung der Atemleistung unter NHF bei erwachsenen Patienten, die wegen eines akuten hypoxämischen Atemversagens (AHRF) auf eine Intensivstation (ICU) eingewiesen wurden [10]. Die Autoren verglichen die Auswirkungen einer konstanten inspiratorische Sauerstofffraktion ($FiO_2$), die über verschiedene Geräte verabreicht wurde: herkömmliche Sauerstoffmasken ohne Rückatmung, NHF mit Flussrate 60 l/min und CPAP bei 5 $cmH_2O$. Sie fanden heraus, dass das $PTP_{es}$ mit NHF und CPAP im Vergleich zu herkömmlichen Sauerstoffmasken in ähnlichem Maße um etwa 25% reduziert wurde (p<0,01). Diese Ergebnisse wurden von Mauri et al. in einer ähnlichen Population von AHRF-Patienten bestätigt, bei denen sich eine Verbesserung des $PTP_{es}$ (von 216 ± 100 bis 155 ± 85 $cmH_2O$ · s/min, p<0,001) im Vergleich zur Standard-Sauerstoffmaske ergab, wenn trotz der Anwendung niedrigerer Durchflussraten (40 l/ min) der NHF in ähnlichen Anteilen wie in der Studie von Vargas et al. zum Einsatz kam (☞ Tab. 3.3) [7].

Die Indikation für die NIV bei akutem hypoxämischem Atemversagen (AHRF) bleibt umstritten

| Autor | Patienten | Parameter | Anwendungen | | | |
|---|---|---|---|---|---|---|
| Milési et al. [9] | Pädiatrisch (virale Bronchiolitis) | | Baseline: NHF 1 l/min | | NHF 7 l/min | |
| | | $PTP_{es}$ | 546 (95 % CI 395-696) | | ≈300 ± 20* | |
| Vargas et al. [10] | Hypoxämische ARF | | Baseline: Sauerstoffmaske | CPAP 5 $cmH_2O$ | | NHF 60 l/min |
| | | $PTP_{es}$ | 204,2 (149,6-324,7) | 152,5 (102,5-205,0)* | | 156,0 (119,2-194,4)* |
| Mauri et al. [7])] | Hypoxämische ARF | | Baseline: Sauerstoffmaske | | NHF 40 l/min | |
| | | $PTP_{es}$ | 216,3 ± 100,5 | | 154,8 ± 84,8* | |
| Mauri et al. [15] | Hypoxämische ARF | | Baseline: Sauerstoffmaske | NHF 30 l/min | NHF 45 l/min | NHF 60 l/min |
| | | $PTP_{es}$ | 254 (160-359) | 173 (126-256) | 168 (110-217) | 151 (111-195)* |
| Delorme et al. [6] | Patienten, die sich von ARF erholen | | Baseline: KST oder Raumluft | NHF 20 l/min | NHF 40 l/min | NHF 60 l/min |
| | | $PTP_{es}$ | 165 (126-179) | 127 (95-188) | 138 (81-172) | 72 (54-137)* |
| | | WOB | 4,3 (3,5-6,3) | 3,7 (2,3-5,4) | 3,4 (2,7-5,0) | 2,1 (1,5-5,0)* |
| Pisani et al. [12] | Stabile hyperkapnische COPD-Patienten | | Baseline: KST | NHF 20 l/min | NHF 30 l/min | NIV |
| | | $PTP_{di}$ | 238,3 ± 82,1 | 164,2 ± 51,3* | 143,2 ± 48,9* | 101,7 ± 42,9* |
| Biselli et al. [5] | Stabile hyperkapnische COPD-Patienten | | Baseline: Raumluft | KST 2 l/min | | NHF 20 l/min |
| | | WOB | 9,7 ± 5,7 | 8,7 ± 5,9* | | 5,7 ± 5,3* |

***Tab. 3.3:*** Effekte des NHF (nasale High-Flow-Therapie) auf die Atemanstrengung. **CPAP**: *Continuous positive airway pressure*, **$PTP_{es}$**: Ösophagus-Druck-Zeit-Produkt, **$PTP_{di}$**: Transdiaphragmales Druck-Zeit-Produkt, **KST**: Konventionelle Sauerstofftherapie, **WOB**: Atemarbeit, **ARF**: akute respiratorische Insuffizienz, **COPD**: chronisch obstruktive Lungenerkrankung. $PTP_{es}$ und $PTP_{di}$ werden in $cmH_2O$ · s/min angegeben, die Atemarbeit in Joule (J)/min. * p<,05 vs baseline.

und geht über den Rahmen dieses Kapitels hinaus. Von besonderem Interesse ist jedoch die Notwendigkeit, die Atemanstrengung in solchen Situationen zu verringern, um eine selbst induzierte Lungenschädigung des Patienten zu verhindern [20]. Bisher wurde in dieser Population keine Überlegenheit des NHF gegenüber NIV in Bezug auf die Atemleistung nachgewiesen. Daten legen nahe, dass eine Helm-NIV bei AHRF-Patienten die Atemanstrengung und Atemnot effizienter reduziert, ohne dabei den Komfort zu beeinträchtigen [18].

Die kurzfristigen Auswirkungen unterschiedlicher NHF-Flussraten wurden bei stabilen Patienten untersucht, die sich von einer akuten respiratorischen Insuffizienz erholten [6]. Dabei wurde festgestellt, dass eine Erhöhung der Flussraten ab Baseline (konventionelle Sauerstofftherapie oder Raumluft) auf 20, 40 und 60 l/min zu einer signifikanten Abnahme der Atemarbeit von 4,3 (3,5-6,3) auf 3,7 (2,3-5,4), 3,4 (2,7-5,0) bzw. 2,1 (1,5-5,0) J/min führte (p=0,031, ☞ Tab. 3.3). $PTP_{es}$ und $\Delta P_{es}$ wurden in ähnlichen Anteilen reduziert. In dieser Studie wurde der Atemfluss der Patienten unter Verwendung der respiratorischen induktiven Plethysmographie (RIP) bewertet. Abb. 3.17 zeigt den typischen zeitlichen Verlauf von RIP-Bändern, Atemfluss und Ösophagusdruck gemäß den verschiedenen Bedingungen, die bei einem repräsentativen Patienten bewertet wurden [6].

### 3.5.5. Studien an Erwachsenen in der chronischen Phase

Wie von zahlreichen Autoren wiederholt vorgeschlagen, kann das Auswaschen des anatomischen Totraums ein Schlüsselmechanismus für die Effizienz des NHF sein, wobei zwei Hauptvorteile eine verbesserte Atemleistung und eine verringerte $CO_2$-Retention sind [11]. Das Verständnis des Ausmaßes dieser Effekte bei chronisch hyperkapnischen Patienten im Vergleich zur nichtinvasiven Beatmung (NIV) ist von großer klinischer Relevanz, da letztere häufig mit einer schlechten Verträglichkeit und somit einer schlechten Compliance verbunden ist. In diesem Zusammenhang haben Pisani et al. bei stabilen hyperkapnischen COPD-Patienten untersucht, ob ein NHF bei unterschiedlichen Flussraten (20 und 30 l/min) zu einer signifikanten Verringerung der Atemleistung führen kann unter der Annahme, dass diese Therapie dann bei den am wenigsten konformen Patienten entweder als Alternative oder aber als Ergänzung zur NIV eingesetzt werden, um maskenbedingte Nebenwirkungen zu reduzieren [12]. Der NHF verbesserte die Atemleistung bei diesen Patienten im Vergleich zum Ausgangswert signifikant, wobei das $PTP_{di}$ um ungefähr 30 % reduziert wurde, mit höheren Effekten, wenn der Fluss auf 30 l/min eingestellt wurde und die Patienten den Mund geschlossen hielten. Es sollte beachtet werden, dass trotz einer Verringerung der Atemleistung – mittels NIV stärker als bei NHF – die $PaCO_2$-Spiegel (wenngleich nicht signifikant) im Vergleich zum Ausgangswert bei diesen beiden Behandlungen in vergleichbarem Maße verringert wurden [12]. In einer ähnlichen Population stabil hyperkapnischer COPD-Patienten haben Rittayamai et al. einen ähnlichen Trend bei der Verringerung der Atemleistung bei NHF-Anwendung beobachtet, wobei die maximale Wir-

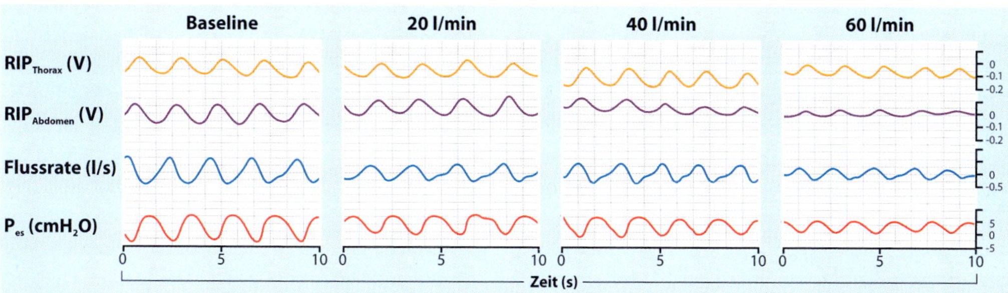


***Abb. 3.17:*** Zeitverlauf der RIP-Bänder, des Atemflusses und des Ösophagusdrucks bei einem Patienten, der sich unter Anwendung verschiedener NHF-Flussraten von Atemflussstörungen erholt. Bei diesem Patienten wurden unter einer NHF-Anwendung von 60 l/min sowohl die Schwankungen des Ösophagusdruckes als auch das Atemzugvolumen reduziert, während die Atemfrequenz unverändert blieb. **RIP**: respiratorische induktive Plethysmographie, $\mathbf{P_{es}}$: Ösophagusdruck. Modif. nach [6].

kung bei einem Fluss von 30-40 l/min auftrat [17]. Diese Beobachtung kann bei diesen Patienten auf unterschiedliche Wirkmechanismen zurückgeführt werden, wobei der NHF die Atemarbeit hauptsächlich durch Verringerung der Totraumventilation reduziert, wohingegen sie unter NIV hauptsächlich durch die Bereitstellung einer Druckunterstützung mit Verbesserung der alveolären Ventilation sowie durch Verringerung des intrinsischen PEEP verringert wird. Die mittels NHF bei erwachsenen Patienten bereitgestellten Druckniveaus sind zu niedrig für die Bereitstellung der "Druckunterstützung" [11] oder das Entgegenwirken des intrinsischen PEEP [12] und korrelieren stark mit den verwendeten Flussraten (die bei chronischen Patienten normalerweise niedriger sind). Wir können daher spekulieren, dass die bei diesen Patienten beobachtete Verbesserung der Atemarbeit eher mit dem Auswaschen des Totraums als mit den von NHF bereitgestellten Druckniveaus zusammenhängt. Bemerkenswerterweise scheint die Verringerung der Totraumbeatmung mit NHF einem "Plateaueffekt" mit einem Schwellenwert von 20 bis 30 l/ min zu unterliegen, oberhalb dessen die Verringerung der Totraumbeatmung eher von der Verringerung der Atemfrequenz als von einer weiteren Auswaschung des Totraumes abhängt [16].

### 3.5.6. Studien an Erwachsenen während des Schlafs

Da die meisten bisher berichteten Daten an wachen Probanden erhoben wurden, kamen in der Folge Fragen hinsichtlich des klinischen Nutzens einer nächtlichen NHF-Anwendung als Langzeitbehandlung bei chronischen Atemwegserkrankungen wie COPD auf. Patienten können von einer verbesserten mukoziliären Clearance aufgrund einer angemessenen Befeuchtung profitieren, die Infektionen und Exazerbationen verhindert [13]. Ein zusätzlicher Benefit ergibt sich durch das Auswaschen des Totraums, was zur Verringerung des $CO_2$-Spiegels und zur Verbesserung der Atemarbeit beiträgt. Diese Hypothese wurde in einer physiologischen Studie von Biselli et al. untersucht, wobei sich ergab, dass ein NHF von 20 l/min, der COPD-Patienten im Schlaf appliziert wurde, die Atemarbeit im Vergleich zur spontanen Raumluft-Atmung nahezu halbieren könnte [5]. Zuvor wurde gezeigt, dass die Reaktionen des Probanden auf einen NHF über einen kurzen Zeitraum zwischen Wachzustand und Schlaf stark variieren [14]. Hier haben Biselli et al. interessanterweise berichtet, dass die Reduktion der Atemarbeit mit einer Reduktion des Atemminutenvolumens von 5,2 l/min in Raumluft auf 4,5 l/min unter NHF korrelierte ($p<0,01$), während weder bezüglich der Lungencompliance noch des Atemwiderstandes Veränderungen beobachtet wurden. Sie kamen zu dem Schluss, dass die Abnahme des beatmeten Minutenvolumens der Hauptgrund für die unter NHF beobachtete Verringerung der Atemarbeit war, wobei der $PaCO_2$ leicht reduziert wurde, was entweder auf eine verbesserte alveoläre Ventilation und/oder auf eine verringerte Totraumventilation und/oder auf eine verringerte $CO_2$-Produktion während der Nacht hinweist [5].

### 3.5.7. Fazit

Wie hier dargestellt, gibt es zunehmend Hinweise darauf, dass NHF die Atemarbeit wirksam reduziert und dass dieser Effekt bei Patienten mit verschiedenen Atemwegserkrankungen beobachtet werden kann. Die Bewertung klinischer Marker wie Atemfrequenz und Atemnot scheint akzeptabel, um den NHF-Einfluss auf die Atemanstrengung abzuschätzen. Es sind jedoch physiologische Messungen erforderlich, um die Wirkmechanismen und Auswirkungen verschiedener Einstellungen wie z.B. der während des NHF verwendeten Flussraten besser verstehen zu können. Die Wirkmechanismen, die zur Verringerung der Atemarbeit beitragen, sind vielfältig und umfassen eine ausreichende Sauerstoffzufuhr, eine ausreichende Befeuchtung der Atemwege, ein Auswaschen des anatomischen Totraums und einen erhöhten Atemwegsdruck (☞ Abb. 3.18). Es ist zu beachten, dass der Dosis-Wirkungs-Effekt zwischen den Flussraten und jedem einzelnen dieser Mechanismen noch nicht vollständig verstanden ist. Obwohl die meisten Studien einen besseren Effekt bei der Reduzierung der Atemleistung bei höheren Flussraten berichten [6,9,11,12], können deutliche individuelle Unterschiede beobachtet werden. Wir können uns daher vorstellen, dass je nach zugrunde liegendem pathophysiologischen Zustand jeder dieser Mechanismen unterschiedliche Auswirkungen bei der Verringerung der Atemarbeit zur Folge haben kann. Beispielsweise ist die Korrelation zwischen Flussraten und der bei NHF abgegebenen

Druckmenge gut etabliert, und in der Pädiatrie, in der der Druckeffekt eine wichtige Rolle bei der Verringerung der Atemarbeit spielen kann, korreliert die Erhöhung der Flussraten stark mit einem verminderten Atemaufwand [9]. Andererseits ist es in Situationen, in denen das Auswaschen des Totraums einen Hauptmechanismus bei der Linderung von Symptomen darstellt, weniger eindeutig, ob höhere Flussraten auch mit deutlicheren Vorteilen korrelieren [6,12,18]. Mauri et al. zeigten bei AHRF-Patienten, dass, obwohl höhere Flussraten (60 l/min) zu einer höheren Abnahme des PTP in der Gesamtpopulation führten, die größten Auswirkungen des NHF auf den Atemaufwand und das Auswaschen bzw. Produzieren von $CO_2$ bereits bei 30 l/min erzielt wurden. Es ist möglich, dass in dieser Situation ein "Plateau-Effekt" auftritt, oberhalb dessen eine Erhöhung der Flussraten nicht zu einer weiteren Verbesserung der Atemarbeit führt. Mehrere andere physiologische Variablen entsprechen einem lineareren Modell (Oxygenierung, endexspiratorisches Lungenvolumen und Atemmechanik) [15], das teilweise die in einigen Studien beobachtete große interindividuelle Variabilität erklärt und die personalisierte Titration der Flussrate am Krankenbett des Patienten unterstreicht, abhängig von den zu berücksichtigenden physiologischen Variablen [5, 15].

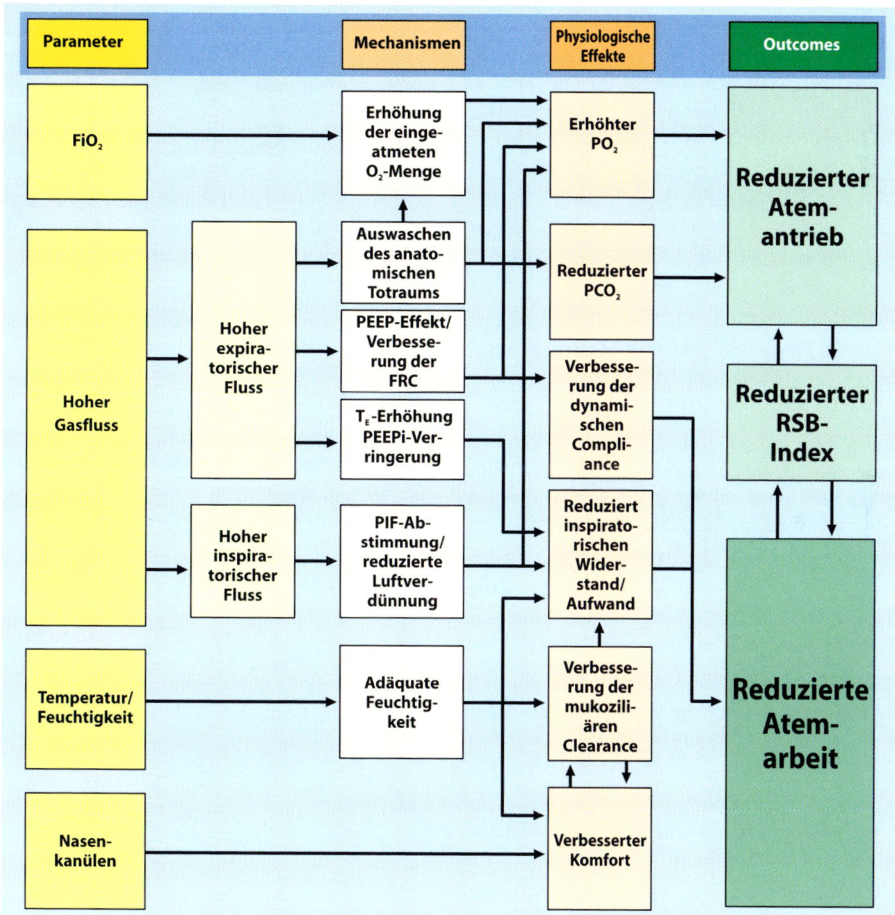


***Abb. 3.18:*** Übersicht über die verschiedenen Mechanismen, die in die Reduktion der Atemarbeit während des NHF involviert sind. **$FiO_2$**: inspiratorische Sauerstofffraktion, **PEEP**: Positiver endexspiratorischer Druck, **FRC**: Funktionelle Residualkapazität, **$T_E$**: Expirationszeit, **$PEEP_i$**: Intrinsischer positiver endexspiratorischer Druck, **PIF**: Peak des inspiratorischen Flows, **$PO_2$**: Sauerstoffpartialdruck, **$PCO_2$**: Kohlendioxidpartialdruck, **RSB**: *Rapid Shallow Breathing Index* (Messwert, der das Verhältnis der Atemfrequenz zum Atemzugvolumen beschreibt).

## Literatur

1. Papazian L, Corley A, Hess D, Fraser JF, Frat J-P, Guitton C, et al. Use of high-flow nasal cannula oxygenation in ICU adults: a narrative review. Intensive Care Med 2016;42(9):1336-49.

2. Akoumianaki E, Maggiore SM, Valenza F, Bellani G, Jubran A, Loring SH, et al. The application of esophageal pressure measurement in patients with respiratory failure. Am J Respir Crit Care Med 2014;189(5): 520-31.

3. Cabello B, Mancebo J. Work of breathing. Intensive Care Med 2006;32(9):1311-4.

4. Saslow JG, Aghai ZH, Nakhla TA, Hart JJ, Lawrysh R, Stahl GE, et al. Work of breathing using high-flow nasal cannula in preterm infants. J Perinatol Off J Calif Perinat Assoc 2006;26(8):476-80.

5. Biselli PJC, Kirkness JP, Grote L, Fricke K, Schwartz AR, Smith P, et al. Nasal high-flow therapy reduces work of breathing compared with oxygen during sleep in COPD and smoking controls: a prospective observational study. J Appl Physiol 2017;122(1):82-8.

6. Delorme M, Bouchard P-A, Simon M, Simard S, Lellouche F. Effects of High-Flow Nasal Cannula on the Work of Breathing in Patients Recovering From Acute Respiratory Failure. Crit Care Med 2017;45(12):1981-1988.

7. Mauri T, Turrini C, Eronia N, Grasselli G, Volta CA, Bellani G, et al. Physiologic Effects of High-flow Nasal Cannula in Acute Hypoxemic Respiratory Failure. Am J Respir Crit Care Med 2017;195(9):1207-1215.

8. Sztrymf B, Messika J, Bertrand F, Hurel D, Leon R, Dreyfuss D, et al. Beneficial effects of humidified high flow nasal oxygen in critical care patients: a prospective pilot study. Intensive Care Med 2011;37(11):1780-6.

9. Milési C, Baleine J, Matecki S, Durand S, Combes C, Novais ARB, et al. Is treatment with a high flow nasal cannula effective in acute viral bronchiolitis? A physiologic study. Intensive Care Med 2013;39(6):1088-94.

10. Vargas F, Saint-Leger M, Boyer A, Bui NH, Hilbert G. Physiologic Effects of High-Flow Nasal Cannula Oxygen in Critical Care Subjects. Respir Care 2015;60(10):1369-76.

11. Bräunlich J, Köhler M, Wirtz H. Nasal highflow improves ventilation in patients with COPD. Int J Chron Obstruct Pulmon Dis 2016;11:1077-85.

12. Pisani L, Fasano L, Corcione N, Comellini V, Musti MA, Brandao M, et al. Change in pulmonary mechanics and the effect on breathing pattern of high flow oxygen therapy in stable hypercapnic COPD. Thorax 2017;72(4):373-375.

13. Rea H, McAuley S, Jayaram L, Garrett J, Hockey H, Storey L, et al. The clinical utility of long-term humidification therapy in chronic airway disease. Respir Med 2010;104(4):525-33.

14. Mündel T, Feng S, Tatkov S, Schneider H. Mechanisms of nasal high flow on ventilation during wakefulness and sleep. J Appl Physiol 2013;114(8):1058-65.

15. Mauri T, Alban L, Turrini C, Cambiaghi B, Carlesso E, Taccone P, et al. Optimum support by high-flow nasal cannula in acute hypoxemic respiratory failure: effects of increasing flow rates. Intensive Care Med 2017;43(10): 1453-1463

16. Delorme M, Bouchard P-A, Simon M, Simard S, Lellouche F. Physiologic Effects of High-Flow Nasal Cannula in Healthy Subjects. Respir Care 2020 Apr 14;respcare.07306.

17. Rittayamai N, Phuangchoei P, Tscheikuna J, Praphruetkit N, Brochard L. Effects of high-flow nasal cannula and non-invasive ventilation on inspiratory effort in hypercapnic patients with chronic obstructive pulmonary disease: a preliminary study. Ann Intensive Care 2019;9(1):122.

18. Grieco DL, Menga LS, Raggi V, Bongiovanni F, Anzellotti GM, Tanzarella ES, et al. Physiological Comparison of High-Flow Nasal Cannula and Helmet Noninvasive Ventilation in Acute Hypoxemic Respiratory Failure. Am J Respir Crit Care Med 2020;201(3):303-312.

19. Charles E, Hunt KA, Rafferty GF, Peacock JL, Greenough A. Work of breathing during HHHFNC and synchronised NIPPV following extubation. Eur J Pediatr 2019;178(1):105-110.

20. Grieco DL, Luca SM, Eleuteri D, Antonelli M. Patient self-inflicted lung injury: implications for acute hypoxemic respiratory failure and ARDS patients on non-invasive support. Minerva Anestesiol 2019;85(9):1014-1023.

# 4. NHF-Therapie bei Säuglingen und im Kindesalter

Historisch gesehen wurde die nasale High-Flow-Therapie (NHF) erstmals 1986 in einem Lancet-Paper von Klein et al. vorgestellt [1]. In dieser Studie wurden Kinder mit einer schweren Obstruktion der oberen Atemwege einem kontinuierlichen Frischgasfluss durch einen nasophayrngealen Katheter ausgesetzt, wobei das Gas befeuchtet und erhitzt wurde. Die Autoren zeigten eine signifikante Verringerung der Atemarbeit dieser Kinder bei hohem Durchfluss. Andere Studien zeigten, dass ein hoher Frischgasfluss durch die Nasenkanüle einen positiven Atemwegsdruck erzeugt [2]. Bei Frühgeborenen wurde der NHF schnell zu einem häufig eingesetzten Mittel zur Unterstützung der Atemwege, insbesondere in der Phase nach einer Extubation. In der pädiatrischen Intensivpflege kam das Verfahren erstmals bei Säuglingen mit schwerer Bronchiolitis und Kindern mit akutem Atemversagen zum Einsatz, um eine invasive Beatmung zu verhindern. In diesem Kapitel legen wir die aktuellen Erkenntnisse bezüglich der Anwendung der NHF-Therapie bei Kindern hervor und befassen uns mit einigen deutlichen Unterschieden bei der Anwendung zwischen Kindern und Erwachsenen.

## 4.1. Neonataler NHF

Frühgeborene haben das Risiko, Atemnot aufgrund eines Surfactantmangels zu entwickeln, der häufig unmittelbar nach der Intubation und der mechanischen Beatmung erforderlich ist. Die Exposition gegenüber einer endotrachealen Überdruckbeatmung ist ein Hauptrisikofaktor für die Entwicklung einer bronchopulmonalen Dysplasie, die bei Frühgeborenen eine wichtige Morbidität mit potenziell schwerwiegenden Folgen darstellt. Dies hat Kliniker dazu veranlasst, alternative und weniger invasive Methoden zur Unterstützung der Atemwege zu untersuchen. Die NHF-Therapie wurde erstmals 2002 in Neugeborenen-Tagesstätten als Alternative zur nasalen CPAP-Beatmung eingeführt. Hauptindikation war zunächst die Frühgeborenenapnoe und später die Unterstützung der Atemwege nach Extubation bei Frühgeborenen mit Atemnotsyndrom [3]. NHF-Systeme erfreuen sich seitdem zunehmender Beliebtheit, da sie weniger sperrig und weniger umständlich auf dem Gesicht eines Säuglings zu platzieren sind als herkömmliche nasale CPAP-Systeme. Seit Einführung der NHF-Therapie wurden mehrere ansprechend konzipierte physiologische Studien abgeschlossen und viele randomisierte kontrol-

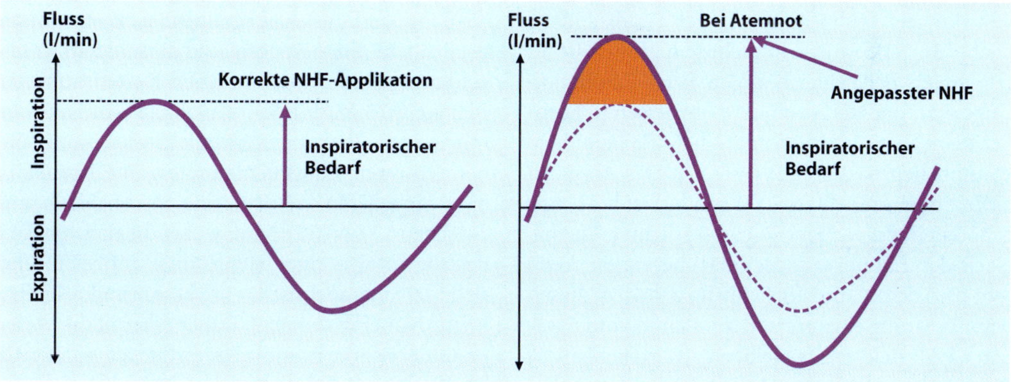


***Abb. 4.1:*** Die physiologischen Auswirkungen eines NHF beruhen auf dem $CO_2$-Auswascheffekt des nasopharyngealen Totraums sowie auf der Unterstützung bei der inspiratorischen und exspiratorischen Atemarbeit. Während der Exspirationsphase sind Patienten einigen positiven Atemwegsdrücken ausgesetzt, während sie gegen den Fluss in den Nasopharynx ausatmen. Dieser PEEP-Effekt wird üblicherweise im Bereich von 4-6 $cmH_2O$ beschrieben. Während der Inspirationsphase basiert der wichtige physiologische NHF-Effekt auf der Anpassung des Inspirationsbedarfs des Patienten an die abgegebene Flussrate. Wenn die richtige Flussrate angewendet wird, erfahren die Patienten eine erleichterte Inspiration (Inspirationshilfe). Wenn der Inspirationsbedarf steigt, z. B. bei Atemnot, muss die angewendete Flussrate erhöht werden, um das Einschließen von Raumluft in die Nasenkanüle zu verhindern und damit den inspirierten Sauerstoffanteil ($FiO_2$) zu verringern. Modif. nach [2].

lierte Studien durchgeführt, in denen die NHF-Therapie mit einer nasalen Standard-CPAP verglichen wurde.

### 4.1.1. Physiologische Evidenz des NHF bei Neugeborenen

Frühe Studien an Frühgeborenen zeigten, dass relativ kleine Flussraten von 2 l/min einen positiven Dehnungsdruck von 4 bis 5 cm$H_2O$ erzeugen können, wobei der erzeugte Dehnungsdruck nicht nur fluss- und gewichtsabhängig, sondern auch abhängig von der Größe der verwendeten Nasenkanüle war [4]. Bei geöffnetem Mund nimmt die Wirkung der Druckausdehnung ab oder kann ganz verloren gehen. Abgesehen von der physiologischen Wirkung sind es das Toleranzniveau des Kindes und die hohe Akzeptanz des NHF durch das Personal und die Eltern, die diese Art der Therapie auf vielen Neugeborenen-Stationen zur bevorzugten Option für die "CPAP"-Behandlung macht.

### 4.1.2. Evidenzbasierte Effektivität des NHF bei Neugeborenen

Eine kürzlich veröffentlichte große RCT beim Atemnotsyndrom Frühgeborener zeigte, dass die NHF-Therapie erfolgreich als primärer Modus einer Atemunterstützung eingesetzt werden kann, die CPAP-Anwendung jedoch bei diesen Patienten hinsichtlich der Wirksamkeit, insbesondere bei sehr jungen Frühgeborenen, der Goldstandard bleibt [5]. NHF wurde in mehreren großen RCTs erfolgreich bei Frühgeborenen nach Extubation eingesetzt, und die Ausfallrate (gemessen in Form der Reintubationsrate) war ähnlich wie beim herkömmlichen nasalen CPAP [6, 7]. Das Absetzen einer Atemunterstützung (Weaning) ist bei Frühgeborenen ein weniger gut untersuchtes Thema. Nach der Einführung des NHF begannen Ärzte sehr bald damit, die Möglichkeit zu prüfen, diesen beim Weaning einzusetzen, um sich so vom nasalem CPAP zu lösen. Es bleibt abzuwarten, ob diese Praxis mit einer längeren Dauer der Sauerstofftherapie sowie der Atemunterstützung verbunden ist. Der Sicherheitsaspekt der NHF-Anwendung bei Frühgeborenen bleibt ein Thema in dieser Debatte, da die abgegebenen Atemwegsdrücke nicht gemessen werden können und Bedenken hinsichtlich eines möglichen übermäßigen Atemwegsdrucks bestehen. Bei mehr als 1.000 untersuchten Säuglingen unter NHF in großen RCTs gibt es keinen offensichtlichen Trend hin zu einer speziellen Nebenwirkung. Auch gibt es keine Hinweise darauf, dass eine NHF-Behandlung mit solch signifikanten Parametern wie Tod oder bronchopulmonaler Dysplasie (BPD) korreliert. Hinsichtlich Sicherheitsmaßnahmen erfordert eine NHF-Therapie die Auswahl eines geeigneten Verhältnisses von Nasenkanüle zu Nasenlöchern, um ein angemessenes Gasleck zu ermöglichen (ungefähr 50 % der Fläche der Öffnung der Nasenlöcher). Die bei Frühgeborenen üblicherweise verwendeten Flussraten sind im Vergleich zu denen bei Erwachsenen relativ hoch. Der derzeit akzeptierte und gut verträgliche Flussbereich beträgt 2-8 l/min (was Durchflussraten von bis zu 8 l/kg/min entspricht).

## 4.2. Pädiatrischer NHF

Weltweit bleibt die mit viralen oder bakteriellen Infekten der unteren Atemwege assoziierte Atemnot die häufigste Todesursache bei Kindern. In den Industrieländern ist ungefähr ein Drittel der Behandlungen von Kindern auf Intensivstationen auf Atemwegserkrankungen darauf zurückzuführen, wobei Bronchiolitiden 19 %, Asthma 7 % und Lungenentzündungen 8 % ausmachen (ANZPIC Registry, http://www.anzics.com.au/Pages/CORE/CORE-Reports.aspx 2015). Trotz eines allgemeinen Trends hin zu einer Verringerung der gemeldeten Krankenhauseinweisungen in den USA sind die damit verbundenen Krankenhauskosten allein bei Bronchiolitis gestiegen, und die mit dem Krankenhausaufenthalt verbundenen Kosten belaufen sich auf 1,73 Mrd. USD pro Jahr [8]. In Ländern mit geringen Ressourcen weisen Kinder, die mit einer schweren Lungenentzündung ins Krankenhaus eingeliefert werden, eine Sterblichkeitsrate zwischen 13 und 28 % auf, wobei die meisten Todesfälle infolge einer Hypoxämie auftreten, ehe sich der therapeutische Effekt antimikrobieller Mittel bemerkbar macht. Daher erkennt die Weltgesundheitsorganisation Sauerstoff als potenziell lebensrettende Behandlung an und setzt sich für eine verstärkte Anwendung von Sauerstoff bei Kindern ein, insbesondere in Ländern mit geringen Ressourcen. Es zeichnet sich jedoch ein Trend ab, die Atmung mit anderen Methoden als Sauerstoff zu unterstützen, insbesondere im frühen Stadium des Krankheitsprozesses, um das Fortschreiten der Krankheit zu verhindern. Der neueste Trend bei der optimalen Behandlung des akuten hypoxischen Atemversagens bei Kindern geht hin zu einer Aufrechterhaltung der Spontanatmung mit nicht-invasiver Überdruckunterstützung.

In diesem Zusammenhang hat der NHF auch bei der Behandlung kritisch kranker Säuglinge und bei Kindern mit akutem hypoxischem Atemversagen (AHRF) aufgrund einer Vielzahl von Diagnosen wie Bronchiolitis, Asthma und Lungenentzündung an Popularität gewonnen. Die NHF-Therapie wurde auch bei Herzinsuffizienz, neuromuskulärer Schwäche und rezidivierender Apnoe eingesetzt. Sie hat sich dabei schnell zu einer neuen und vielversprechenden Form der Atemunterstützung als Alternative zu der komplizierteren nicht-invasiven Beatmung entwickelt, die von einem kranken Kind schlecht vertragen wird. Einer der Hauptvorteile der NHF-Therapie besteht darin, dass sie sehr früh im Krankheitsverlauf angewendet werden kann und nur eine geringe Mitarbeit des Kindes erfordert. Eine kürzlich durchgeführte große multizentrische internationale RCT hat gezeigt, dass die NHF-Therapie eine niedrigere Versagensrate in der Behandlung aufweist als die Standard-Sauerstofftherapie, wenn sie zu Beginn des Krankheitsprozesses in der Notaufnahme oder auf der Kinderstation angewendet wird. Diese Studie zeigte bei mehr als 1.400 Säuglingen, dass die NHF-Therapie außerhalb der Intensivstation sicher angewendet werden kann [9].

### 4.2.1. Definition des NHF bei pädiatrischen Atemwegserkrankungen

Der NHF wird mit einer Durchflussrate von mindestens 1 l/kg/min betrieben, wobei die Definition vage bleibt. Für dieses Kapitel verwenden wir die folgende Definition: *Der Nasale High-Flow (NHF) stellt eine präzise Sauerstoffzufuhr dar mit Einschätzung der erforderlichen inspiratorischen Sauerstofffraktion ($FiO_2$) mit Frischgas-Flussraten, die den Inspirationsbedarf des Patienten übersteigen, wobei über eine Nasenkanüle ein erhitztes und befeuchtetes Sauerstoff-Luftgemisch zugeführt wird. Dabei werden eine moderate Unterstützung der Inspiration und ein positiver Ausatemdruck erzeugt.*

### 4.2.2. Physiologische Prinzipien der NHF-Therapie bei Kindern

Das Versagen des Atmungssystems kann unterteilt werden in ein mechanisches Versagen (Retention von Kohlendioxid) und ein Versagen des Gasaustausches mit einer verringerten alveolär-kapillären Diffusionskapazität, was zu einem Sauerstoffversagen führt. Beide sind eng miteinander verbunden. Der arterielle $p_aCO_2$ kann nur durch eine gesteigerte alveoläre Beatmung verbessert werden: entweder durch assistierte Beatmung oder durch die Beseitigung der zerebralen Ursache einer Hypoventilation.

Sauerstoffbedarf entsteht (zusätzlich zur Hypoventilation), wenn:

- a) die Alveolaroberfläche reduziert ist (Atelektase, Konsolidierung, reduziertes Lungenvolumen oder Alveolaroberfläche)
- b) eine Fehlanpassung des Ventilations-Perfusionsverhältnisses vorliegt (erhöhte Shuntfraktion)
- c) eine Inhomogenität bei der Beatmung auftritt (erhöhter physiologischer Totraum)
- d) eine beeinträchtigte Diffusionskapazität der Alveolarkapillarmembran mit Verdickung aufgrund von Entzündungen und Sekreten vorliegt, was zu einer beeinträchtigten Diffusion des Sauerstoffs führt.

| | |
|---|---|
| • Vergrößerung der Alveolaroberfläche<br>• Verbesserung des Ventilations-Perfusionsverhältnisses<br>• Verringerung der Inhomogenität der Beatmung | Reaktion auf CPAP |
| • Verbesserung der Diffusionskapazität der Alveolarkapillarmembran | Reaktion auf $O_2$ |

***Tab. 4.1:*** Reaktion auf Hypoxämie: CPAP vs. Sauerstoff.

Nur der letzte aufgeführte Punkt (☞ oben und Tab. 4.1) spricht gut auf eine erhöhte Sauerstofffraktion an, während die ersten drei Ursachen auf einen erhöhten Lungeninflationsdruck reagieren, der mittels CPAP oder mechanischer Beatmung und mit einem angemessenen positiven endexspiratorischen Druck (PEEP) erzeugt wird. Im Vergleich zu Erwachsenen unterbrechen Säuglinge die Exspirationsphase durch eine aktive Innervation des Zwerchfells, um einen teilweisen Kollaps der Lunge zu verhindern, wenn sie nahe des Schließvolumens der Lunge atmen. Bei Atemnot kann die

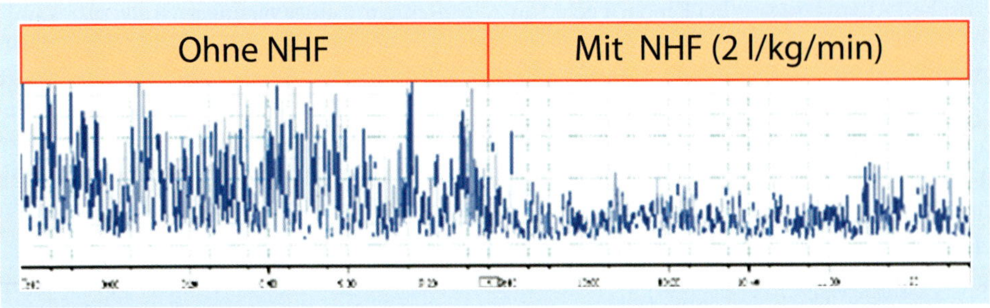


***Abb. 4.2:*** Diaphragmatische elektrische Aktivität ohne (**links**) und mit NHF-Therapie (**rechts**) bei einem Kind mit Bronchiolitis. Modif. nach [12].

Exspirationsphase durch den Einsatz von Hilfs-, Bauch- und Interkostalmuskeln unterstützt werden. Um einen erhöhten Exspirationswiderstand zu überwinden und auszugleichen, neigen Kinder und Säuglinge dazu, ihre funktionelle Residualkapazität (FRC) zu erhöhen. Dies ermöglicht nicht nur eine Vergrößerung der Atemwege, sondern stellt auch einen höheren Rückstoßdruck bereit, um so dem Atemwegswiderstand entgegenzuwirken. Die meisten Studien zur Untersuchung der physiologischen Auswirkungen der NHF-Therapie wurden bei Säuglingen mit Bronchiolitis abgeschlossen. Der geschätzte positive Atemwegsdruck unter Verwendung eines Flusses von 2 l/kg/min bei Säuglingen im Alter von <12 Monaten beträgt ungefähr 4-6 $cmH_2O$ [10]. In Ermangelung robuster Messtechniken wird die Atemarbeit üblicherweise mit klinischen Bewertungssystemen bewertet, die jedoch subjektiv sind und auf den klinischen Erfahrungen des Beobachters beruhen [11]. Anhand des direkt gemessenen elektrischen Signals des Zwerchfellmuskels konnte gezeigt werden, dass sich die Arbeitsbelastung des Zwerchfells bei Säuglingen mit Bronchiolitis, die mit NHF behandelt wurden, signifikant verringerte (☞ Abb. 4.2) [12].

### 4.2.3. Klinische Evidenz bei pädiatrischen Atemwegserkrankungen

Die aktuellen pädiatrischen Evidenzdaten für eine NHF-Therapie wurden hauptsächlich bei Säuglingen mit Bronchiolitis gewonnen. Zwei kürzlich durchgeführte retrospektive Studien zeigten, dass die Intubationsraten nach Einführung der NHF-Therapie als Standardansatz für die Sauerstofftherapie bei Säuglingen, die aufgrund einer Bronchiolitis auf der Intensivstation aufgenommen wurden, von ursprünglich über 30 % auf weniger als 10 % zurückgingen [13, 14]. Mit der Einführung der NHF-Therapie in der Notaufnahme kam es zu einer signifikanten Verringerung der Wahrscheinlichkeit einer Intubation, was darauf hindeutet, dass eine frühzeitige Anwendung der NHF-Therapie eine Therapieeskalation verhindern könnte [15]. In ähnlicher Weise wurde eine verbesserte Wirksamkeit der NHF-Therapie nach Einführung im gesamten Krankenhausbereich sowie in der allgemeinen Kinderstation nachgewiesen [16]. Die Anwendung der NHF-Therapie während des Transports von Kindern unter 2 Jahren, von denen etwa 51-57 % Säuglinge mit einer Bronchiolitis waren, zeigte ein hohes Sicherheitsprofil der NHF-Therapie und keinen Einfluss auf die Intubationsraten nach Aufnahme in die padiatrische Intensivstation [17].

Eine australische Single-Center-RCT bei Säuglingen mit Bronchiolitis verglich die Standard-Sauerstofftherapie mit der NHF-Therapie. Hierbei gab es keinen Unterschied in der Dauer der Sauerstofftherapie (primärer Endpunkt), jedoch zeigte sich eine signifikant verringerte Ausfallrate, definiert als Aufnahme in der Intensivstation in der NHF-Therapiegruppe [18]. Diese Studie legt nahe, dass die frühzeitige Anwendung der NHF-Therapie den zugrunde liegenden Krankheitsprozess bei mittelschwerer Bronchiolitis nicht beeinflusst. Die NHF-Therapie kann jedoch eine Rolle in der Notfalltherapie spielen, um den Anteil der Kinder zu verringern, die eine kostenintensive Intensivpflege benötigen. Das Team verwendete Flussraten von 1 l/kg/min, was jedoch für einige dieser Säuglinge möglicherweise unzureichende Flussraten darstellen, um den Inspirationsbedarf vollständig zu decken. Eine ähnlich große RCT wurde in Australien und Neuseeland abgeschlossen. Die Ergebnisse zeigen, dass die NHF-Therapie eine Ausfallrate von 23 % gegenüber 12 % bei der Standard-Sauerstofftherapie als Erstlinientherapie bei Säuglingen mit milder bis mittelschwerer Bronchiolitis aufweist. Diese Studie gab eine Intubationsrate von 0,8 % sowie zwei unerwünschte Ereignisse an, nämlich je einen Pneumothorax in beiden Therapiegruppen ohne signifikante Morbidität für diese Säuglinge. In einer französischen multizentrischen Studie auf der Intensivstation wurde die Anwendung einer NHF-Therapie mit der CPAP-Beatmung bei Säuglingen mit Bronchiolitis verglichen [19]. Die Autoren konnten zeigen, dass die NHF-Therapie eine proportional höhere Ausfallrate als CPAP aufwies (das Versagen der NHF-Therapie wurde mittels CPAP behoben), jedoch wiesen die Säuglinge in beiden Interventionsgruppen eine ähnliche Intubationsrate auf. In einer kürzlich durchgeführten Studie mit begrenzten Ressourceneinstellungen wurden die SOT (Sacro-Occipital-Technik), die NHF-Therapie und die Blasen-CPAP-Therapie verglichen [20]. An dieser Studie nahmen Kinder bis zu fünf Jahren mit akutem Atemversagen teil, von denen etwa 10 bis 15 % eine Bronchiolitis hatten. Die Autoren zeigten, dass die Verwendung des Blasen-CPAP die Mortalität im Vergleich zu SOT verringerte, jedoch kein Unterschied zwischen NHF-Therapie und Blasen-CPAP festgestellt werden konnte.

### 4.2.4. Autorenempfehlungen

Eine 2018 in 17 regionalen und tertiären Krankenhäusern in Australien und Neuseeland durchgeführte RCT verglich die NHF-Therapie mit der Standard-Sauerstofftherapie bei Säuglingen mit Bronchiolitis. Die Ergebnisse an 1.472 Säuglingen zeigten, dass in der NHF-Therapiegruppe 12 % eine Ausweitung der Versorgung benötigten, verglichen mit 23 % in der SOT-Gruppe. In der NHF-Gruppe ging dies mit einem Wechsel auf die Intensivstation einher, während die SOT-Gruppe in der Kinderstation zur NHF-Therapie wechselte. Von dieser Gruppe sprachen 61 % auf die NHF-Therapie an und konnten in der pädiatrischen Abteilung verbleiben, womit auch keine weitere Steigerung der Versorgung notwendig wurde. In beiden Gruppen wurden keine signifikanten Unterschiede in der Aufenthaltsdauer in Krankenhäusern oder bei der Dauer der Sauerstofftherapie beobachtet. Diese Studie zeigte, dass bei Anwendung der NHF-Therapie in einer Kinderstation ein hohes Sicherheitsprofil besteht [9, 21]. Eine kürzlich durchgeführte Pilotstudie an 460 Kindern mit akutem hypoxischem Atemversagen hat gezeigt, dass die NHF-Therapie sicher und wahrscheinlich der Standard-Sauerstofftherapie überlegen ist [eigene Daten]. Die folgenden Durchflussraten wurden in diesem Pilotversuch getestet (☞ Tab. 4.2).

| Körpergewicht | High-Flow-Raten |
|---|---|
| 0-12 kg | 2 l/kg/min, max. 25 l/min |
| 13-15 kg | 30 l/min |
| 16-30 kg | 35 l/min |
| 31-50 kg | 40 l/min |
| >50 kg | 50 l/min |

***Tab. 4.2:*** NHF-Flussraten, eingesetzt am Lady Cilento Children's Hospital, Brisbane, Queensland, Australien.

## 4.3. Schlussfolgerungen

Zusammenfassend lässt sich sagen, dass die Anwendung der NHF-Therapie bei Säuglingen mit Bronchiolitis sowohl auf der Intensivstation als auch auf allgemeinen Kinderstationen mittlerweile eine gute Akzeptanz hat. Es ist jedoch noch eine bessere Evidenz für deren Verwendung in diesem Umfeld nötig. Größere Versuchsergebnisse stehen noch aus. Die Anwendung der NHF-Therapie bei älteren Kindern mit hypoxischem Atemversagen scheint eine plausible Therapie zu sein, die jedoch auf Ergebnissen basiert, die von Erwachsenen und Säuglingen abgeleitet wurden, aber auch hier fehlt es noch an überzeugenden Evidenzen.

### Literatur

1. Klein M, Reynolds LG. Relief of sleep-related oropharyngeal airway obstruction by continuous insufflation of the pharynx. Lancet 1986;1(8487):935-9.

2. Milési C, Baleine J, Matecki S, Durand S, Combes C, Novais ARB, et al. Is treatment with a high flow nasal cannula effective in acute viral bronchiolitis? A physiologic study. Intensive Care Med 2013;39(6):1088-94.

3. Sreenan C, Lemke RP, Hudson-Mason A, Osiovich H. High-flow nasal cannulae in the management of apnea of prematurity: a comparison with conventional nasal continuous positive airway pressure. Pediatrics 2001;107(5):1081-3.

4. Kubicka ZJ, Limauro J, Darnall RA. Heated, humidified high-flow nasal cannula therapy: yet another way to deliver continuous positive airway pressure? Pediatrics 2008;121(1):82-8.

5. Roberts CT, Owen LS, Manley BJ, Froisland DH, Donath SM, Dalziel KM, et al. Nasal High-Flow Therapy for Primary Respiratory Support in Preterm Infants. N Engl J Med 2016;375(12):1142-51.

6. Manley BJ, Owen LS, Doyle LW, Andersen CC, Cartwright DW, Pritchard MA, et al. High-flow nasal cannulae in very preterm infants after extubation. N Engl J Med 2013;369(15):1425-33.

7. Yoder BA, Stoddard RA, Li M, King J, Dirnberger DR, Abbasi S. Heated, humidified high-flow nasal cannula versus nasal CPAP for respiratory support in neonates. Pediatrics 2013;131(5):e1482-90.

8. Hasegawa K, Tsugawa Y, Brown DF, Mansbach JM, Camargo CA, Jr. Trends in bronchiolitis hospitalizations in the United States, 2000-2009. Pediatrics 2013;132 (1): 28-36.

9. Franklin D, Babl FE, Schlapbach LJ, Oakley E, Craig S, Neutze J, Furyk J, Fraser JF, Jones M, Whitty JA, Dalziel SR, Schibler A. A Randomized Trial of High-Flow Oxygen Therapy in Infants with Bronchiolitis. N Engl J Med 2018;378:1121-1131.

10. Hough JL, Pham TM, Schibler A. Physiologic effect of high-flow nasal cannula in infants with bronchiolitis. Pediatr Crit Care Med 2014;15(5):e214-9.

11. Hammer J, Numa A, Newth CJ. Acute respiratory distress syndrome caused by respiratory syncytial virus. Pediatr Pulmonol 1997;23(3):176-83.

12. Pham TM, O'Malley L, Mayfield S, Martin S, Schibler A. The effect of high flow nasal cannula therapy on the work of breathing in infants with bronchiolitis. Pediatr Pulmonol 2015;50(7):713-20.

13. McKiernan C, Chua LC, Visintainer PF, Allen H. High flow nasal cannulae therapy in infants with bronchiolitis. J Pediatr 2010;156(4):634-8.

14. Schibler A, Pham TM, Dunster KR, Foster K, Barlow A, Gibbons K, et al. Reduced intubation rates for infants after introduction of high-flow nasal prong oxygen delivery. Intensive Care Med 2011;37(5):847-52.

15. Wing R, James C, Maranda LS, Armsby CC. Use of high-flow nasal cannula support in the emergency department reduces the need for intubation in pediatric acute respiratory insufficiency. Pediatr Emerg Care 2012;28(11):1117-23.

16. Riese J, Fierce J, Riese A, Alverson BK. Effect of a Hospital-wide High-Flow Nasal Cannula Protocol on Clinical Outcomes and Resource Utilization of Bronchiolitis Patients Admitted to the PICU. Hosp Pediatr 2015; 5 (12):613-8.

17. Schlapbach LJ, Schaefer J, Brady AM, Mayfield S, Schibler A. High-flow nasal cannula (HFNC) support in interhospital transport of critically ill children. Intensive Care Med 2014;40(4):592-9.

18. Kepreotes E, Whitehead B, Attia J, Oldmeadow C, Collison A, Searles A, et al. High-flow warm humidified oxygen versus standard low-flow nasal cannula oxygen for moderate bronchiolitis (HFWHO RCT): an open, phase 4, randomised controlled trial. Lancet 2017 4;389 (10072):930-39.

19. Milesi C, Essouri S, Pouyau R, Liet JM, Afanetti M, Portefaix A, et al. High flow nasal cannula (HFNC) versus nasal continuous positive airway pressure (nCPAP) for the initial respiratory management of acute viral bronchiolitis in young infants: a multicenter randomized controlled trial (TRAMONTANE study). Intensive Care Med 2017;43(2):209-16.

20. Chisti MJ, Salam MA, Smith JH, Ahmed T, Pietroni MA, Shahunja KM, et al. Bubble continuous positive airway pressure for children with severe pneumonia and hypoxaemia in Bangladesh: an open, randomised controlled trial. Lancet 2015;386(9998):1057-65.

21. Franklin D, Dalziel S, Schlapbach LJ, Babl FE, Oakley E, Craig SS, et al. Early high flow nasal cannula therapy in bronchiolitis, a prospective randomised control trial (protocol): A Paediatric Acute Respiratory Intervention Study (PARIS). BMC Pediatr 2015;15(1):183.

# 5. NHF-Therapie im Management des akuten hypoxämischen Lungenversagens

## 5.1. Einführung

Die Sauerstofftherapie mit einer Maske ohne Rückatmung ist normalerweise die Erstbehandlung bei akutem Atemversagen. Diese Technik hat jedoch viele Grenzen und bietet keine Beatmungsunterstützung. Der Anteil des zugeführten eingeatmeten Sauerstoffs (inspiratorische Sauerstofffraktion, $FiO_2$-Wert) ist begrenzt, und der Komfort wird durch trockenes Gas reduziert, was auch die mukoziliäre Clearance beeinträchtigt.

Der Einsatz der nasalen High-Flow-Therapie (NHF) breitet sich mittlerweile auf Intensivstationen für Erwachsene immer stärker aus, nachdem die Methode erstmals bei Neugeborenen und in der pädiatrischen Versorgung als Erstbehandlung bei Atemnotsyndrom und Frühgeborenenapnoe eingesetzt wurde. In jüngerer Zeit haben physiologische Pilotstudien und kontrollierte Studien die Aufmerksamkeit auch auf die potenzielle Rolle der NHF-Therapie bei Erwachsenen gelenkt.

## 5.2. Pathophysiologische Rationale der NHF-Therapie bei hypoxämischem ARF

Das hypoxämische akute Atemversagen (*acute hypoxemic respiratory failure*, AHRF) ist durch eine schwere akute Hypoxämie ($paO_2/FiO_2$-Verhältnis <300) gekennzeichnet und verursacht einen hohen Atemantrieb, der sich klinisch durch Anzeichen von Atemnot widerspiegelt. Dieser Antrieb führt zu einer sehr mühsamen Atmung, insbesondere während der Inspiration. Das Blutgasmuster ist durch Hyperventilation und Hypokapnie gekennzeichnet. Folglich ist das Auftreten von Hyperkapnie ein Zeichen für eine bevorstehende Ermüdung der Atemmuskulatur, was als schwerwiegende Komplikation angesehen werden muss. Daher sollte die Rationale für eine Unterstützung der Sauerstoffversorgung die symptomatische Behandlung der Hypoxämie sowie die Unterstützung der hohen Belastung der Atemmuskulatur kombinieren. Strategien zur Oxygenierung dürfen die Intubation jedoch nicht verzögern, indem dadurch Anzeichen eines lebensbedrohlichen Atemversagens maskiert werden [1, 2] oder sich bereits bestehende Lungenerkrankungen verschlimmern [3-5].

### 5.2.1. Oxygenierung und PEEP-Effekt

Der maximale inspiratorische Fluss, der von Patienten mit ARF generiert wird, beträgt durchschnittlich 30-40 l/min und kann in schwereren Fällen 60 l/min überschreiten und sogar 120 l/min erreichen [7], was wesentlich höher ist als die Flussraten der Standardsysteme zur Sauerstoffzufuhr. Infolgedessen wird inhalierter Sauerstoff mit Raumluft gemischt, wodurch der an den Patienten abgegebene $FiO_2$-Wert reduziert wird, der bei

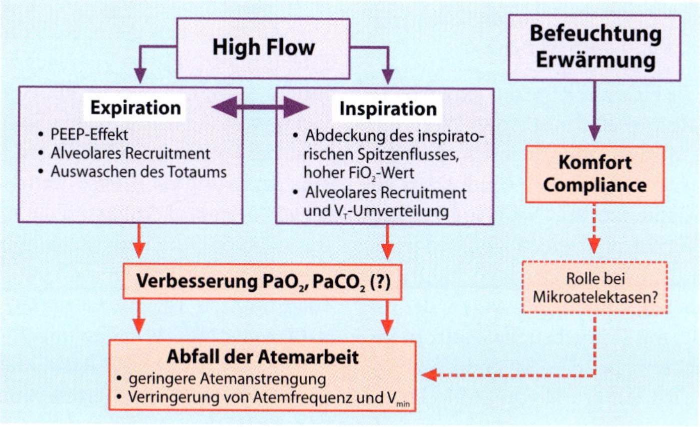


***Abb. 5.1:*** Physiologische Effekte der NHF-Therapie. Modif. nach [40].

Standard-Sauerstoffsystemen 0,7 nicht überschreitet [8,9].

Der NHF kann im Vergleich zu anderen Sauerstoffzufuhrsystemen durch eine höhere Flussrate von bis zu 70 l/min einen hohen $FiO_2$-Wert liefern, was in den meisten Fällen die maximale inspiratorische Flussrate des Patienten überschreitet und die Verdünnung des mit Raumluft gelieferten Sauerstoffs begrenzt (☞ Abb. 5.1).

In einer physiologischen Studie haben Sim et al. die Leistung von Geräten zur Sauerstoffabgabe bei gesunden Probanden mittels $FiO_2$-Messung unter Verwendung einer Standardmaske, einer Maske ohne Rückatmung und bei NHF untersucht [9]. Mit einer Standardmaske betrug der $FiO_2$-Wert trotz eines Flusses von 12 l/min weniger als 0,6 und fiel unter 0,5, wenn durch spezielle Thoraxmanöver ein ARF simuliert wurde. Obwohl die Maske ohne Rückatmung einen solchen $FiO_2$-Abfall während der simulierten ARF verhinderte, betrug der höchste erhaltene $FiO_2$-Wert weniger als 0,7, selbst bei einer Flussrate von 15 l/min (☞ Abb. 5.2).

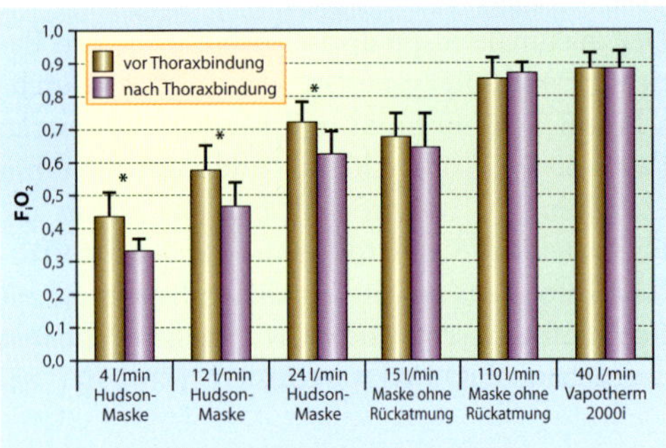


***Abb. 5.2:*** Mittlerer (SD) $FiO_2$-Wert vor und nach Thoraxbindung (n=13). Modif. nach [9]. * $p<0{,}05$.

Zum Vergleich: Die $FiO_2$ erreichte mit einem NHF mit einer Flussrate von 40 l/min einen Wert von 0,85 [9]. Trotzdem ist es wahrscheinlich, dass der NHF während der ARF besser anwendbar ist als herkömmliche Methoden zur Sauerstoffzufuhr, wobei die hohe $FiO_2$ zuverlässiger abgegeben wird. In der Tat kann der NHF auch einen niedrigen Überdruck im oberen Atemweg erzeugen, der direkt proportional zum abgegebenen Gasstrom ist, wodurch möglicherweise die Sauerstoffversorgung verbessert wird. Aufgrund von Luftleckagen sind die Druckniveaus jedoch ziemlich variabel. Die großen Nasenprongs können eine Verstopfung der Nase verursachen, während ein kontinuierlich abgegebener hoher Durchfluss während des Ausatmens einen Widerstand verursacht und dadurch einen Überdruck erzeugt. Folglich wird der Überdruck deutlich reduziert, wenn der Patient den Mund öffnet. Parke et al. untersuchten den nasopharyngealen Druck bei postoperativen Patienten bei verschiedenen Flussniveaus unter NHF-Anwendung [10]. Der während der Spontanatmung unter NHF aufgezeichnete Druck korrelierte linear mit der verabreichten Flussrate und war signifikant höher, wenn die Probanden bei geschlossenem Mund atmeten: mehr als 3 $cmH_2O$ bei einer Gasflussrate von 50 l/min bei geschlossenem Mund und weniger als 2 $cmH_2O$ bei offenem Mund [10]. Dieser niedrige positive Atemwegsdruck erzeugt einen PEEP-Effekt einschließlich eines alveolaren Recruitments, was auch den Gasaustausch verbessern könnte (☞ Abb. 5.1). In einer physiologischen Studie zur Messung des Lungenvolumens nach einer Herzoperation mittels elektrischer Impedanztomographie (EIT) wurde mit NHF ein erhöhtes endexspiratorisches Lungenvolumen festgestellt, was auf ein durch den PEEP-Effekt induziertes alveolares Recruitment hinweist [11]. Bei ARF-Patienten fanden Mauri et al. heraus, dass sich das Atemvolumen während der Inspiration unter NHF nach Beginn mit Standard-Sauerstoff nicht änderte, was auf eine homogene Verteilung des Atemvolumens und somit auf eine geringere regionale Lungenbelastung unter NHF hinweist [12].

Klinische Studien haben jedoch eine geringere Verbesserung der Sauerstoffversorgung unter NHF im Vergleich zu NIV gezeigt, was wahrscheinlich auf den geringeren Einfluss des PEEP-Effekts unter NHF im Vergleich zu NIV zurückzuführen ist [8, 13]. In einer Pilotstudie zur sukzessiven Bewertung von Standard-Sauerstoff, NHF und NIV bei Patienten mit ARF stieg der $paO_2$ ohne eine Änderung $paO_2/FiO_2$-Ratio nach dem Wechsel von Standard-Sauerstoff zu NHF an [13]. Dies legt nahe, dass die Verbesserung der Sauerstoffversorgung hauptsächlich auf eine erhöhte $FiO_2$ zurückzuführen ist. Im Gegensatz dazu stieg der $paO_2$ unter NIV weiter an mit einem signifikanten Anstieg der $paO_2/FiO2$-Ratio, was wahrscheinlich das durch PEEP induzierte alveolare Recruitment widerspiegelte. Diese Ergebnisse wurden in einer großen multizentrischen Studie bestätigt, in der ebenfalls Standard-Sauerstoff, NHF und NIV verglichen wurden [8].

### 5.2.2. Atmungsunterstützung

Bei hypoxämischem ARF ist die Atemmuskelaktivität aufgrund des hohen Atemantriebs besonders hoch. In dieser Situation kann die Spontanatmung der Betroffenen schädlich sein und die Lungenschädigung durch Änderungen des globalen oder regionalen Drucks auch ohne Beatmungsunterstützung verschlimmern [14-16]. Brochard et al. entwickelten daraus das Konzept der sich vom Patienten selbst zugefügten Lungenschädigung (*patient self-induced lung injury*, P-SILI) [15]. Daher zielen Oxygenierungsstrategien darauf ab, zusätzlich zur Verbesserung der Oxygenierung die Inspirationsmuskeln zu entlasten und gleichzeitig die Lungen vor Verletzungen durch Überbeanspruchung zu bewahren.

In zwei Studien wurden speziell die physiologischen Wirkungen von NHF bei ARF-Patienten untersucht, die zuerst mit Standard-Sauerstoff über eine Maske ohne Rückatmung, mit NHF sowie CPAP behandelt wurden [12, 17]. Vargas et al. zeigten eine Abnahme der Atemarbeit unter NHF, bewertet mittels Ösophagusdruckwechsel ($\Delta P_{es}$, Verringerung der Druckzeit während der Inspiration), in der gleichen Größenordnung wie bei CPAP [17]. Mauri et al. vermuteten, dass bessere Bedingungen für die Atemarbeit teilweise auf eine Verbesserung der Inspirationsanstrengung und der Lungencompliance zurückzuführen sein könnten [12]. Sie beobachteten einen verringerten maximalen exspiratorischen Fluss, der durch Impedanztomographie bewertet wurde, was möglicherweise eine Verbesserung der dynamischen Lungencompliance unter NHF im Vergleich zu Standard-Sauerstoff widerspiegelt. Andernfalls könnte die kontinuierlich abgegebene hohe Gasströmungsrate auch die oberen Atemwege spülen, ein Auswaschen des Totraums erzeugen und in der Folge dann Kohlendioxid eliminieren [18, 19]. Dieser Effekt, der mit mechanisch verbesserten Atmungseigenschaften verbunden ist, führt zu einem verringerten Inspirationsaufwand und einem geringen Beatmungsbedarf (☞ Abb. 5.1). Dies steht im Einklang mit dem häufigen Befund einer verminderten Atemfrequenz und Atemarbeit unter NHF [12, 17].

### 5.2.3. Komfort und Befeuchtung

Trotz einer hohen Sauerstoffdurchflussrate scheint der NHF besser vertragen zu werden als eine NIV und die Gabe von Standard-Sauerstoff. Der beheizte Luftbefeuchter unter NHF bietet die gleichen physiologischen Bedingungen wie in den Lungenalveolen mit einer absoluten Luftfeuchtigkeit von 44 mg/l Wasser [6]. Die Standard-Sauerstoff-Gesichtsmaske liefert unbefeuchtetes oder unterbefeuchtetes kaltes Gas, das die oberen Atemwege austrocknet und so den Patientenkomfort selbst dann verringert, wenn ein Luftblasenbefeuchter verwendet wird [20]. Die meisten Studien haben mit NHF ein besseres Wohlbefinden und geringeres Dyspnoegefühl als mit Standard-Sauerstoff durch eine Maske oder NIV [8,13,21-23] berichtet mit anschließend verbesserter Compliance [24].

## 5.3. Klinische Auswirkungen der NHF-Sauerstofftherapie bei hypoxämischem AHRF

Der Einsatz des NHF hat in den letzten zehn Jahren immer mehr zugenommen, und seine Anwendung wird bei hypoxämischen ARF-Patienten, für die NIV-Indikationen weiterhin umstritten sind, aufgrund der physiologischen Auswirkungen als Alternative zu anderen Maßnahmen der Sauerstoffzufuhr wie Standard-Sauerstoff oder NIV angesehen.

### 5.3.1. Hypoxämisches ARF

Bisher beschränken sich die für Intensivstationen ausgegebenen Empfehlungen zur Bereitstellung von Sauerstoff bei Behandlung von Patienten mit hypoxämischem ARF auf die Gabe von Standard-Sauerstoff, der hauptsächlich mit einer Maske ohne Rückatmung appliziert wird, oder auf die NIV, angewendet hauptsächlich mit einer Gesichtsmaske. Jedoch haben einige randomisierte kontrollierte Studien mit NIV bessere Ergebnisse als mit Standard-Sauerstoff erzielt [25, 26]. Die Heterogenität der Patienten, welche in die Studien eingeschlossen wurden, in denen NIV mit Standard-Sauerstoff verglichen wurde (d.h. Patienten mit Hyperkapnie oder kardiogenem Lungenödem) kann die hohe Variabilität der Intubationsrate erklären [25-29]. In jüngerer Zeit berichteten Kohortenstudien mit Patienten, die wegen hypoxämischem ARF mittels NIV behandelt wurden, über eine hohe Intubationsrate von möglicherweise mehr als 50 % [30]. Ähnlich schlechte Ergebnisse wurden in Kohortenstudien mit ARDS-Patienten unter NIV-Behandlung beobachtet [31, 32], die eine Mehrheit (fast 70 %) der Patienten mit hypoxämischem ARF darstellten [30, 33]. Eine weitere Einschränkung für die NIV-Anwendung bei hypoxämischem ARF ist die hohe Sterblichkeitsrate, die bei NIV-Versagen 50 % erreicht [1,30]. In der kürzlich durchgeführten groß angelegten internationalen LUNG SAFE-Studie hatten schwer hypoxämische Patienten, bei denen die NIV versagt hatte, eine höhere Sterblichkeitsrate (ca. 43 %) als invasiv beatmete Patienten [34]. In der Tat haben viele Autoren argumentiert, dass die übliche vorteilhafte Wirkung von NIV auf Sauerstoffanreicherung und Atemnot eine zugrunde liegende Verschlechterung verbergen könnte, die im Falle einer NIV-Unterbrechung möglicherweise zu einem lebensbedrohlichen Atemversagen führen könnte [1]. Die Festlegung vordefinierter Intubationskriterien zur Vermeidung einer verzögerten Intubation scheint jedoch nicht ausreichend zu sein, um die Prognose des Patienten im Falle eines NIV-Versagens zu verbessern. In ihrer Kohortenstudie an Patienten, die mit NIV wegen hypoxämischem ARF behandelt wurden, haben Thille et al. über keinen Unterschied bei der Verzögerung der Intubation zwischen Patienten, die nach einem NIV-Versagen überlebten oder nicht [30], berichtet. In der Folge wurde eine randomisierte kontrollierte Studie (FLORALI-Studie) von Frat et al. durchgeführt, um drei Strategien der Oxygenierung zu vergleichen: Standard-Sauerstoff, NHF und NIV [8]. Diese Studie umfasste 310 nicht hyperkapnische Patienten mit hypoxämischem ARF ($paO_2$/ $FiO_2$ <300 mmHg) [8]. Obwohl die Intubationsrate sich zwischen den drei Gruppen nicht signifikant unterschied, war die 90-Tage-Mortalität bei mit NHF behandelten Patienten niedriger: 12 % mit NHF vs. 23 % mit Standard-Sauerstoff und 28 % mit NIV (p = 0,02). Dies kann durch eine signifikant niedrigere Intubationsrate in der mit NHF behandelten Untergruppe der schwer hypoxämischen Patienten ($paO_2$/$FiO_2$ <200; 35 %) im Vergleich mit den beiden anderen Behandlungen (53 bzw. 58 %, p=0,009) verursacht worden sein [8] (☞ Abb. 5.3+5.4).

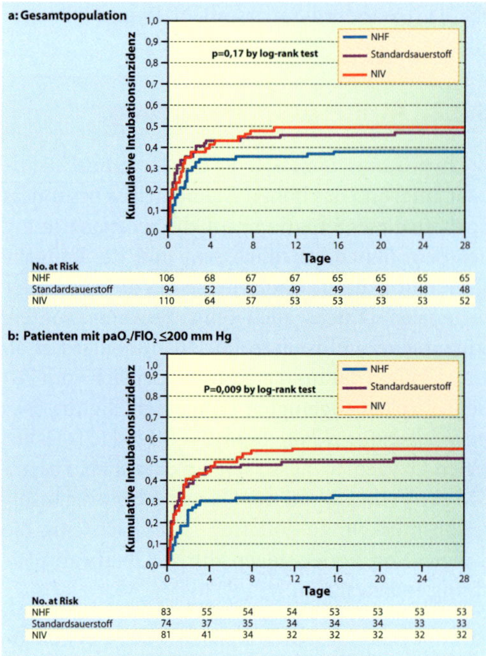


***Abb. 5.3:*** Kaplan-Meier-Kurven der kumulativen Inzidence einer Intubation vom Beginn der Randomisierung bis Tag 28. Ergebnisse der Gesamtpopulation (**a**) und bei Patienten mit einem $p_aO_2/FiO_2$-Quotienten von 200 mmHg oder weniger (**b**). Der $p_aO_2/FiO_2$-Quotient gibt das Verhältnis des Partialdrucks des arteriellen Sauerstoffs zum Anteil des eingeatmeten Sauerstoffs an. Modif. nach [8].

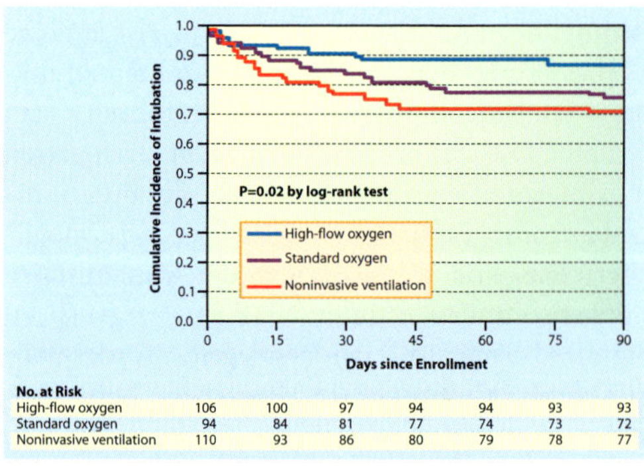


***Abb. 5.4:*** Kaplan-Meier-Kurven der Überlebenswahrscheinlichkeit vom Beginn der Randomisierung bis Tag 90. Adaptiert nach [8].

**Die FLORALI-Studie wirft die folgende Frage auf: Sind die Ergebnisse auf eine schädigende NIV-Wirkung und/oder eine vorteilhafte NHF-Wirkung zurückzuführen?**

Um diese Frage zu antworten, müssen in diesem Kontext zwei Punkte besonders hervorgehoben werden. Erstens erhielten die mit NIV behandelten Patienten zwischen den NIV-Sitzungen NHF, und ihre Mortalität war signifikant höher als die von Patienten, die nur mit NHF behandelt wurden. Zweitens war die Zeit bis zur Intubation zwischen den drei Gruppen nicht signifikant unterschiedlich [8], was darauf hindeutet, dass die in dieser Studie beobachteten schlechten Ergebnisse hauptsächlich auf die angewandte Oxygenierungsstrategie und nicht auf die verzögerte Intubation zurückzuführen sind. Eine mögliche Annahme ist, dass hohe Atemzugvolumina (9,2 ± 3,0 ml/kg im Mittel) einen bereits bestehenden Lungeninsult weiter verschlimmern könnten, indem sie eine überlagerte beatmungsinduzierte Lungenverletzung auslösen und dadurch eine Intubation erforderlich machen [3]. Folglich sollten die Art und Weise der NIV-Anwendung (kontinuierlich oder nicht) und die prinzipiellen Einstellungen (*Pressure Support* [PS] und PEEP) in Frage gestellt werden, da dies Auswirkungen auf die Ergebnisse haben kann. Das endgültige Niveau der Druckunterstützung sowie der PEEP betrugen in der FLORALI-Studie 8 ± 3 $cmH_20$ bzw. 5 ± 1 $cmH_20$ [8], was den Werten in früheren Studien ähnlich war: PS zwischen 9 und 11 $cmH_2O$ und PEEP 4 bis 7 cm $H_2O$ [25, 26, 28, 29, 33, 35]. In den meisten dieser Studien wurde die NIV kontinuierlich verabreicht, außer in der Studie von Hilbert et al., in der eine NIV, verabreicht in Sitzungen von einer Stunde, im Vergleich zu Standard-Sauerstoff vorteilhaft war [35]. Darüber hinaus beobachteten wir, dass Patienten mit schlechtem Outcome zu Beginn der NIV mit größerer Wahrscheinlichkeit große Atemzugvolumina erzeugen als Patienten ohne [4,5], obwohl sich die PS-Werte nicht unterschieden [41]. Obwohl das Risiko einer beatmungsbedingten Lungenschädigung nicht nachgewiesen wurde, gewährleisten die unter NIV favorisierten großen Atemzugvolumina keinen Lungenschutz [21] und könnten die Intubationsrate bei mit NIV behandelten Patienten erhöhen [3]. Darüber hinaus waren die PEEP-Spiegel niedrig, obwohl viele Patienten ein potenzielles ARDS hatten, da 79 % von ihnen beidseitige Lungeninfiltrate aufwiesen [10]. In einer randomisierten kontrollierten Studie mit 83 ARDS-Patienten berichteten Patel et al. über die Vorteile einer NIV, die über einen Helm verabreicht wurde, und zeigten damit neue Perspektiven für die NIV-Anwendung bei Patienten mit hypoxämischem ARF [36]. Tatsächlich war die Rate des NIV-Versagens bei mit Gesichtsmaske behandelten Patienten höher als bei den mit Helm behandelten Patienten (18 % bzw. 61 %, $p<0{,}01$) [36]. Abgesehen von verschiedenen Schnittstellen waren die Einstellungen zwischen Gruppen mit niedrigeren PS-Werten und höherem PEEP in der Helmgruppe deutlich unterschiedlich, was möglicherweise ein stärkeres alveoläres Recruitment und einen besseren Lungenschutz begünstigte. Die Mortalitätsrate war in der Helmgruppe niedriger, erreichte jedoch am Tag 90 34 % und war damit höher als die Mortalität, die in der FLORALI-Studie bei NIV-behandelten Patienten angegeben wurde [8].

Die Vorteile des NHF im Vergleich zu Standard-Sauerstoff können zur Interpretation der Ergebnisse der FLORALI-Studie ebenfalls herangezogen werden. Erstens fühlten Patienten unter NHF nach einer Stunde Behandlung einen stärkeren Benefit [8]. Zweitens wurden die Atemvolumina, die die Patienten unter NHF erhielten, nicht gemessen. Nach Daten physiologischer Studien (erhöhtes Auswaschen des Totraums und anschließend verbesserte $CO_2$-Clearance) ist der Atemantrieb jedoch weniger wichtig, was entweder dazu führen könnte, dass das Generieren hoher Atemzugvolumina zumindest begrenzt wird oder besser noch das Atemzugvolumen und/oder die Atemfrequenz des Patienten vermindert werden. Eine Hypothese ist, dass ein NHF zusätzlich zur korrigierten Hypoxämie sicherstellen kann, dass durch verstärkte Eigenatmung induzierte Lungenschäden vermieden werden.

## 5.3.2. Immunsupprimierte Patienten

In den frühen 2000er Jahren berichteten zwei kleine Studien über die Vorteile der NIV im Vergleich zu Standard-Sauerstoff in der Untergruppe der immungeschwächten Patienten mit ARF, da so die Intubations- und Mortalitätsraten gesenkt wurden [35, 37]. Vermutlich aufgrund der Fortschritte bei den diagnostischen und therapeutischen Optionen hat sich das Überleben von immungeschwächten Patienten in den letzten Jahren verbessert [38]. Kürzlich fand eine große randomisierte kontrollierte Studie keinen Unterschied in Bezug auf Intubation oder Mortalität zwischen Patienten, die mittels NIV oder nur mit Sauerstoff behandelt wurden [39]. In dieser Studie erhielten fast 40 % der Patienten, die entweder Standard-Sauerstoff oder NIV nutzten, NHF, wobei sich die Sterblichkeitsrate zwischen den Patienten, die nur mit NHF behandelt wurden, und den Patienten, die NIV plus NHF nutzten (32 % mit NHF allein vs. 25 % mit NIV und NHF), nicht unterschied. Umgekehrt schien in einer Post-hoc-Analyse mit 82 immungeschwächten Patienten die NHF-Anwendung mit einer niedrigeren Intubationsrate als unter Sauerstoffbehandlung einherzugehen (31 % unter NHF vs. 43 % mit Standard-Sauerstoff und 65 % mit NIV, p=0,04) [5]. In ähnlicher Weise war die Sterblichkeitsrate am Tag 90 unter NHF niedriger als mit Standard-Sauerstoff oder NIV (15 % vs. 27 % bzw. 46 %, p=0,046).

Andere klinische Resultate bei immunsupprimierten Patienten stützen die hypothetische Überlegenheit einer NHF-Anwendung gegenüber Standard-Sauerstoff jedoch nicht [42, 43]. So ergab eine Post-hoc-Analyse, an der 180 immungeschwächte Patienten teilnahmen, keinen Unterschied in den Intubations- und Mortalitätsraten (44 % vs. 53 %, p=0,20; und 23 % gegenüber 25 %, p=0,45) mit high NHF bzw. Standard-Sauerstoff [42]. Die Hälfte der Patienten wurde jedoch zusätzlich zu NHF oder Standard-Sauerstoff auch noch mittels nicht-invasiver Beatmung behandelt. In jüngerer Zeit bestätigten dieselben Autoren diese Ergebnisse in der größten multizentrischen randomisierten kontrollierten Studie mit 776 immusupprimierten Patienten mit akutem hypoxämischem Atemversagen, in der NHF mit Standard-Sauerstoff verglichen wurde: Die Intubationsraten betrugen 39 % mit NHF gegenüber 44 % mit Standard-Sauerstoff (p=0,17), wobei die Mortalität in beiden Gruppen ca. 36 % betrug [43].

Somit gibt es widersprüchliche Ergebnisse zwischen immungeschwächten und immunkompetenten Patienten bezüglich der Überlegenheit einer NHF-Therapie gegenüber Standard-Sauerstoff, entweder hinsichtlich der Intubation oder der Mortalität. Eine weitere große randomisierte kontrollierte Studie wird in Frankreich und Spanien beginnen, um die Überlegenheit des NHF im Vergleich zu Standard-Sauerstoff in Bezug auf die Mortalität bei Patienten mit hypoxämischem ARF bestätigen zu können.

## 5.4. Fazit

Die NHF-Anwendung scheint eine gute Alternative zu Standard-Sauerstoff und NIV bei der Behandlung von Patienten mit hypoxämischem ARF zu sein. Die gute Verträglichkeit, physiologische Effekte wie eine hohe FiO2-, der sogenannte PEEP-Effekt und auch die Auswaschung des Totraums führen zu einer verminderten Atemarbeit und vermeiden so wahrscheinlich eine größere Lungenbelastung. Eine kürzlich durchgeführte multizentrische randomisierte kontrollierte Studie zeigte die Vorteile des NHF in Bezug auf Mortalität und Intubation bei Patienten mit ARDS.

Es besteht jedoch weiterhin Unsicherheit hinsichtlich der Vorteile einer NIV-Anwendung bei der Behandlung von Patienten mit hypoxämischem ARF. Beim Ansatz, die NIV über einen Helm anzuwenden, deuten hohe PEEP-Werte und niedrige Druckunterstützung darauf hin, dass sie weniger schädigend sind als herkömmliche NIV-Applikationen, die über eine Gesichtsmaske erfolgen. Der Evidenzgrad für die NHF-Anwendung als Alternative zu Standard-Sauerstoff ist gering und wird nur durch eine Studie gestützt, die in der Untergruppe der immunsupprimierten Patienten durch eine andere ausgeglichen wird. Eine groß angelegte randomisierte kontrollierte Studie ist erforderlich, um den Nutzen des NHF bei Patienten mit hypoxämischem ARF im Vergleich zu Standard-Sauerstoff zu bestätigen.

### Literatur

1. Carrillo A, Gonzalez-Diaz G, Ferrer M, Martinez-Quintana ME, Lopez-Martinez A, Llamas N, Alcazar M, Torres A. Non-invasive ventilation in community-acquired pneumonia and severe acute respiratory failure. Intensive Care Med 2012;38:458-466.

2. Kang BJ, Koh Y, Lim CM, Huh JW, Baek S, Han M, Seo HS, Suh HJ, Seo GJ, Kim EY, Hong SB. Failure of high-flow nasal cannula therapy may delay intubation and increase mortality. Intensive Care Med 2015;41:623-632.

3. Carteaux G, Millan-Guilarte T, De Prost N, Razazi K, Abid S, Thille AW, Schortgen F, Brochard L, Brun-Buisson C, Mekontso Dessap A. Failure of noninvasive ventilation for de novo acute hypoxemic respiratory failure: Role of tidal volume. Crit Care Med 2016;44:282-290.

4. Frat JP, Ragot S, Coudroy R, Robert R, Thille AW. Tidal volume and non-invasive ventilation failure – authors' reply. Lancet Respir Med 2016;4:e52.

5. Frat JP, Ragot S, Girault C, Perbet S, Prat G, Boulain T, Demoule A, Ricard JD, Coudroy R, Robert R, Mercat A, Brochard L, Thille AW. Effect of non invasive oxygenation strategies in immunocompromised patients with severe acute respiratory failure: A post-hoc analysis of a randomised trial. Lancet Respir Med 2016;4:646-652.

6. Frat JP, Goudet V, Girault C. [High flow, humidified-reheated oxygen therapy: A new oxygenation technique for adults]. Rev Mal Respir 2013;30:627-643 [Article in French].

7. Katz JA, Marks JD. Inspiratory work with and without continuous positive airway pressure in patients with acute respiratory failure. Anesthesiology 1985;63:598-607.

8. Frat JP, Thille AW, Mercat A, Girault C, Ragot S, Perbet S, Prat G, Boulain T, Morawiec E, Cottereau A, Devaquet J, Nseir S, Razazi K, Mira JP, Argaud L, Chakarian JC, Ricard JD, Wittebole X, Chevalier S, Herbland A, Fartoukh M, Constantin JM, Tonnelier JM, Pierrot M, Mathonnet A, Beduneau G, Deletage-Metreau C, Richard JC, Brochard L, Robert R. High-flow oxygen through nasal cannula in acute hypoxemic respiratory failure. New Engl J Med 2015;372:2185-2196.

9. Sim MA, Dean P, Kinsella J, Black R, Carter R, Hughes M. Performance of oxygen delivery devices when the breathing pattern of respiratory failure is simulated. Anaesthesia 2008;63:938-940.

10. Parke RL, Eccleston ML, McGuinness SP. The effects of flow on airway pressure during nasal high-flow oxygen therapy. Respir Care 2011;56:1151-1155.

11. Corley A, Caruana LR, Barnett AG, Tronstad O, Fraser JF. Oxygen delivery through high-flow nasal cannulae increase end-expiratory lung volume and reduce respiratory rate in post-cardiac surgical patients. Br J Anaesth 2011;107:998-1004.

12. Mauri T, Turrini C, Eronia N, Grasselli G, Volta CA, Bellani G, Pesenti A. Physiologic effects of high-flow nasal cannula in acute hypoxemic respiratory failure. Am J Respir Crit Care Med 2017;195:1207-1215.

13. Frat JP, Brugiere B, Ragot S, Chatellier D, Veinstein A, Goudet V, Coudroy R, Petitpas F, Robert R, Thille AW, Girault C. Sequential application of oxygen therapy via high-flow nasal cannula and noninvasive ventilation in acute respiratory failure: An observational pilot study. Respir Care 2015;60:170-178.

14. Brochard L. Ventilation-induced lung injury exists in spontaneously breathing patients with acute respiratory failure: Yes. Intensive Care Med 2017;43:250-252.

15. Brochard L, Slutsky A, Pesenti A. Mechanical ventilation to minimize progression of lung injury in acute respiratory failure. Am J Respir Crit Care Med 2017;195: 438-442.

16. Yoshida T, Uchiyama A, Matsuura N, Mashimo T, Fujino Y. Spontaneous breathing during lung-protective ventilation in an experimental acute lung injury model: High transpulmonary pressure associated with strong spontaneous breathing effort may worsen lung injury. Crit Care Med 2012;40:1578-1585.

17. Vargas F, Saint-Leger M, Boyer A, Bui NH, Hilbert G. Physiologic effects of high-flow nasal cannula oxygen in critical care subjects. Respir Care 2015;60:1369-76.

18. Moller W, Celik G, Feng S, Bartenstein P, Meyer G, Oliver E, Schmid O, Tatkov S. Nasal high flow clears anatomical dead space in upper airway models. J Appl Physiol (1985) 2015;118:1525-32.

19. Moller W, Feng S, Domanski U, Franke KJ, Celik G, Bartenstein P, Becker S, Meyer G, Schmid O, Eickelberg O, Tatkov S, Nilius G. Nasal high flow reduces dead space. J Appl Physiol (1985) 2017;122:191-197.

20. Chanques G, Riboulet F, Molinari N, Carr J, Jung B, Prades A, Galia F, Futier E, Constantin JM, Jaber S. Comparison of three high flow oxygen therapy delivery devices: A clinical physiological cross-over study. Minerva Anestesiol 2013;79:1344-1355.

21. Cuquemelle E, Pham T, Papon JF, Louis B, Danin PE, Brochard L. Heated and humidified high-flow oxygen therapy reduces discomfort during hypoxemic respiratory failure. Respir Care 2012;57:1571-1577.

22. Roca O, Masclans JR. High-flow nasal cannula oxygen therapy: Innovative strategies for traditional procedures. Crit Care Med 2015;43:707-708.

23. Sztrymf B, Messika J, Bertrand F, Hurel D, Leon R, Dreyfuss D, Ricard JD. Beneficial effects of humidified high flow nasal oxygen in critical care patients: A prospective pilot study. Intensive Care Med 2011;37:1780-1786.

24. Maggiore SM, Idone FA, Vaschetto R, Festa R, Cataldo A, Antonicelli F, Montini L, De Gaetano A, Navalesi P, Antonelli M. Nasal high-flow vs venturi mask oxygen therapy after extubation: Effects on oxygenation, comfort and clinical outcome. Am J Respir Crit Care Med 2014;190:282-8.

25. Confalonieri M, Potena A, Carbone G, Porta RD, Tolley EA, Umberto Meduri G. Acute respiratory failure in patients with severe community-acquired pneumonia. A prospective randomized evaluation of noninva-

sive ventilation. Am J Respir Crit Care Med 1999;160: 1585-1591.

26. Ferrer M, Esquinas A, Leon M, Gonzalez G, Alarcon A, Torres A. Noninvasive ventilation in severe hypoxemic respiratory failure: A randomized clinical trial. Am J Respir Crit Care Med 2003;168:1438-1444.

27. Delclaux C, L'Her E, Alberti C, Mancebo J, Abroug F, Conti G, Guerin C, Schortgen F, Lefort Y, Antonelli M, Lepage E, Lemaire F, Brochard L. Treatment of acute hypoxemic nonhypercapnic respiratory insufficiency with continuous positive airway pressure delivered by a face mask: A randomized controlled trial. JAMA 2000;284: 2352-2360.

28. Martin TJ, Hovis JD, Costantino JP, Bierman MI, Donahoe MP, Rogers RM, Kreit JW, Sciurba FC, Stiller RA, Sanders MH. A randomized, prospective evaluation of noninvasive ventilation for acute respiratory failure. Am J Respir Crit Care Med 2000;161:807-813.

29. Wysocki M, Tric L, Wolff MA, Millet H, Herman B. Noninvasive pressure support ventilation in patients with acute respiratory failure. A randomized comparison with conventional therapy. Chest 1995;107:761-768.

30. Thille AW, Contou D, Fragnoli C, Cordoba-Izquierdo A, Boissier F, Brun-Buisson C. Non-invasive ventilation for acute hypoxemic respiratory failure: Intubation rate and risk factors. Crit Care 2013;17:R269.

31. Antonelli M, Conti G, Esquinas A, Montini L, Maggiore SM, Bello G, Rocco M, Maviglia R, Pennisi MA, Gonzalez-Diaz G, Meduri GU. A multiple-center survey on the use in clinical practice of noninvasive ventilation as a first-line intervention for acute respiratory distress syndrome. Crit Care Med 2007;35:18-25.

32. Rana S, Jenad H, Gay PC, Buck CF, Hubmayr RD, Gajic O. Failure of non-invasive ventilation in patients with acute lung injury: Observational cohort study. Crit Care 2006;10:R79.

33. Antonelli M, Conti G, Moro ML, Esquinas A, Gonzalez-Diaz G, Confalonieri M, Pelaia P, Principi T, Gregoretti C, Beltrame F, Pennisi MA, Arcangeli A, Proietti R, Passariello M, Meduri GU. Predictors of failure of noninvasive positive pressure ventilation in patients with acute hypoxemic respiratory failure: A multi-center study. Intensive Care Med 2001;27:1718-1728.

34. Bellani G, Laffey JG, Pham T, Madotto F, Fan E, Brochard L, Esteban A, Gattinoni L, Bumbasirevic V, Piquilloud L, van Haren F, Larsson A, McAuley DF, Bauer PR, Arabi YM, Ranieri M, Antonelli M, Rubenfeld GD, Thompson BT, Wrigge H, Slutsky AS, Pesenti A. Noninvasive ventilation of patients with acute respiratory distress syndrome. Insights from the lung safe study. Am J Respir Crit Care Med 2017;195:67-77.

35. Hilbert G, Gruson D, Vargas F, Valentino R, Gbikpi-Benissan G, Dupon M, Reiffers J, Cardinaud JP. Noninvasive ventilation in immunosuppressed patients with pulmonary infiltrates, fever, and acute respiratory failure. New Engl J Med 2001;344: 481-487.

36. Patel BK, Wolfe KS, Pohlman AS, Hall JB, Kress JP. Effect of noninvasive ventilation delivered by helmet vs face mask on the rate of endotracheal intubation in patients with acute respiratory distress syndrome: A randomized clinical trial. JAMA 2016;315:2435-2441.

37. Antonelli M, Conti G, Bufi M, Costa MG, Lappa A, Rocco M, Gasparetto A, Meduri GU. Noninvasive ventilation for treatment of acute respiratory failure in patients undergoing solid organ transplantation: A randomized trial. JAMA 2000;283:235-241.

38. Lemiale V, Resche-Rigon M, Mokart D, Pene F, Rabbat A, Kouatchet A, Vincent F, Bruneel F, Nyunga M, Lebert C, Perez P, Meert AP, Benoit D, Chevret S, Azoulay E. Acute respiratory failure in patients with hematological malignancies: Outcomes according to initial ventilation strategy. A groupe de recherche respiratoire en reanimation onco-hematologique (grrr-oh) study. Ann Intensive Care 2015;5:28.

39. Lemiale V, Mokart D, Resche-Rigon M, Pene F, Mayaux J, Faucher E, Nyunga M, Girault C, Perez P, Guitton C, Ekpe K, Kouatchet A, Theodose I, Benoit D, Canet E, Barbier F, Rabbat A, Bruneel F, Vincent F, Klouche K, Loay K, Mariotte E, Bouadma L, Moreau AS, Seguin A, Meert AP, Reignier J, Papazian L, Mehzari I, Cohen Y, Schenck M, Hamidfar R, Darmon M, Demoule A, Chevret S, Azoulay E. Effect of noninvasive ventilation vs oxygen therapy on mortality among immunocompromised patients with acute respiratory failure: A randomized clinical trial. JAMA 2015:1-9.

40. Frat JP, Coudroy R, Marjanovic N, Thille AW. High-flow nasal oxygen therapy and noninvasive ventilation in the management of acute hypoxemic respiratory failure. Ann Transl Med 2017;5:297.

41. Frat JP, Ragot S, Coudroy R, Constantin JM, Girault C, Prat G, Boulain T, Demoule A, Ricard JD, Razazi K, Lascarrou JB, Devaquet J, Mira JP, Argaud L, Chakarian JC, Fartoukh M, Nseir S, Mercat A, Brochard L, Robert R, Thille AW; REVA network. Predictors of Intubation in Patients With Acute Hypoxemic Respiratory Failure Treated With a Noninvasive Oxygenation Strategy. Crit Care Med 2018;46(2):208-215.

42. Lemiale V, Resche-Rigon M, Mokart D, Pène F, Argaud L, Mayaux J, Guitton C, Rabbat A, Girault C, Kouatchet A, Vincent F, Bruneel F, Nyunga M, Seguin A, Klouche K, Colin G, Kontar L, Perez P, Meert AP, Benoit DD, Papazian L, Demoule A, Chevret S, Azoulay E. High-Flow Nasal Cannula Oxygenation in Immunocompromised Patients With Acute Hypoxemic Respiratory Failure: A Groupe de Recherche Respiratoire en Réanimation Onco-Hématologique Study. Crit Care Med 2017;45:e274-e280.

43. Azoulay E, Lemiale V, Mokart D, Nseir S, Argaud L, Pène F, Kontar L, Bruneel F, Klouche K, Barbier F, Reignier J, Berrahil-Meksen L, Louis G, Constantin JM, Mayaux J, Wallet F, Kouatchet A, Peigne V, Théodose I, Perez P, Girault C, Jaber S, Oziel J, Nyunga M, Terzi N, Bouadma L, Lebert C, Lautrette A, Bigé N, Raphalen JH, Papazian L, Darmon M, Chevret S, Demoule A. Effect of High-Flow Nasal Oxygen vs Standard Oxygen on 28-Day Mortality in Immunocompromised Patients With Acute Respiratory Failure: The HIGH Randomized Clinical Trial. JAMA 2018;320:2099-2107.

# 6. NHF-Therapie bei Atemversagen nach Extubation

## 6.1. Einführung

Eine nach planmäßiger Extubation verbleibende Beeinträchtigung der Sauerstoffversorgung ist nicht selten und wird als häufige Ursache für ein Weaningversagen angegeben [1, 2]. Bei einer normalen Sauerstofftherapie ($O_2$) kommt üblicherweise ein bestimmter Anteil eingeatmeter Sauerstoff (inspiratorische Sauerstofffraktion ($FiO_2$) zum Einsatz, um die Hypoxämie zu korrigieren. Obwohl dieser Standard-$O_2$ die Sauerstoffversorgung per se verbessern kann, hat er nur einen minimalen Einfluss auf die wichtigsten pathophysiologischen Mechanismen, die zum Atemversagen und zu einer Reintubation nach Extubation führen können wie Atelektasen, übermäßig hohe Arbeitsbelastung der Atemwege und/oder eine verminderte Atemmuskelkraft.

Atemversagen nach Extubation (Weaningversagen) tritt bei 10 % bis 20 % der Patienten auf, die alle Entwöhnungskriterien erfüllen und bei denen ein Spontanatmungsversuch erfogreich war [3]. Ein Extubationsversagen wurde definiert als die Notwendigkeit einer Reintubation, die innerhalb von 2 bis 7 Tagen nach einer planmäßig ausgeführten Extubation gemäß unterschiedlicher Definitionskriterien auftritt [3,4].

Die notwendige Konsequenz ist eine Reintubation, die erhöhte Sterblichkeitsraten (25-50 %), längere mechanische Beatmung, das erhöhte Auftreten beatmungsassoziierter Pneumonien und längere Aufenthalte auf Intensivstationen (ICU) und in Krankenhäusern zur Folge hat [4-9].

Studien haben gezeigt, dass die nasale High-Flow-Therapie (NHF) bei erwachsenen kritisch kranken Patienten eine valide Atemunterstützung darstellen kann, die einer Sauerstofftherapie in Bezug auf das klinische Outcome sogar überlegen ist und die hinsichtlich der Prävention und Therapie eines akuten Extubationsversagens eine Alternative zur nicht-invasiven Beatmung (NIV) repräsentieren kann.

## 6.2. Risikofaktoren und Ursachen für ein Atemversagen nach Extubation

In der Literatur wurden verschiedene Risikofaktoren für ein Weaningversagen beschrieben [4, 10-12]:

- Alter >65 Jahre
- Herzinsuffizienz als Hauptindikation für die mechanische Beatmung
- mittelschwere bis schwere chronisch obstruktive Lungenerkrankung (COPD)
- *Acute Physiology and Chronic Health Evaluation* II (APACHE II)-Score zum Zeitpunkt der Extubation >12
- *Body Mass Index* (BMI) >30
- Probleme der Durchgängigkeit der Atemwege einschließlich eines hohen Risikos für Kehlkopfödeme
- unzureichendes Sekretmanagement
- schwierige oder längere Entwöhnung
- längere mechanische Belüftung
- zwei oder mehr Komorbiditäten

Eine Reintubation ist auf eine neue Episode von Atemnot zurückzuführen, die normalerweise mit einem primären Atemversagen, Herzinsuffizienz, Aspiration, ineffektivem Abhusten oder einer Obstruktion der oberen Atemwege, dem Auftreten einer neuen Sepsis, chirurgischen Komplikationen, einem akuten Koronarsyndrom und einer neurologischen Störung zusammenhängen kann [ 4].

## 6.3. Pathophysiologische Mechanismen des Atemversagens nach Extubation

Die Extubation und der anschließende Übergang von der mechanischen Überdruckbeatmung zur Spontanatmung können zu mehreren Effekten führen, die wie folgt dargestellt werden können.

### Obstruktion der oberen Atemwege

Ein Kehlkopfödem resultiert aus einem mechanischen Trauma, das durch die Intubation verursacht wird, insbesondere bei schwierigen Intubationsverhältnissen, mehreren Intubationsversuchen und nach längerer Intubationsdauer. Nach der Entfernung des Endotrachealtubus kann sich der Atemwegsdurchmesser erheblich verringern, was zu einem erhöhten Atemwegswiderstand und zu Atemnot führt, was häufig eine Notfall-Reintubation erfordert [13, 14].

#### Atelektasen

Sie stellen einen Schlüsselmechanismus in der Pathophysiologie des Atemversagens nach der Extubation dar. Der transpulmonale endexspiratorische Druck kann auf einen Wert abfallen, der unter der Schließkapazität liegt, was einen Alveolarkollaps zur Folge hat. Eine Heterogenität des Lungenparenchyms aufgrund von Atelektasen könnte zu einem erhöhten regionalen transpulmonalen Druck, einer Aggravierung der Schwere der Lungenverletzung und einem Lungenödem führen [15, 16].

#### Alveolartranssudation und Ödeme

Beide Entitäten werden durch den erhöhten Unterschied zwischen intravaskulärem Kapillardruck und Alveolardruck verursacht, was zu einer verminderten Lungencompliance, einer Fehlanpassung der Beatmungsperfusion und einem Shunt-Effekt führt [16, 17].

#### Veränderungen der linksventrikulären Vor- und Nachlast

Das Absetzen der positiven mechanischen Beatmung erhöht die linksventrikuläre Vorlast und kann zu stärkeren negativen intrathorakalen Druckschwankungen mit erhöhtem linkstransmuralem Druck (der sich aus der Differenz zwischen aortal-systolischem Druck und intrathorakalem Druck ergibt) und ventrikulärer Nachlast führen. Folglich könnte dies die Verschlechterung einer bereits bestehenden Herzinsuffizienz oder deren erneuten Beginn bewirken [16-18].

All diese Punkte haben eine vermehrte Atemarbeit mit erhöhter $CO_2$-Produktion, eine Verschlechterung der Sauerstoffversorgung, die Rekrutierung akzessorischer Atemmuskeln, eine paradoxe und schnelle flache Atmung und schlussendlich eine weitere Erhöhung der Atembelastung zur Folge.

> Diese klinischen Symptome unterstreichen das Ungleichgewicht zwischen verfügbarer und erforderlicher Atemmuskelkraft, das zu Muskelerschöpfung und akutem Atemversagen führt. Darüber hinaus werden die Funktion der Atemmuskulatur und des Herzens durch Hypoxie und metabolische Azidose beeinträchtigt, was einen Circulus vitiosus auslöst, der ohne angemessene therapeutische Maßnahmen zu einem Herzstillstand führen kann.

## 6.4. NHF bei Atemversagen nach Extubation

Um ein Atemversagen mit Reintubation nach der Extubation zu verhindern wurden verschiedene Managementstrategien entwickelt. Eine NIV-Anwendung kann das Atemversagen nach der Extubation bei bestimmten Untergruppen von Patienten mit Hochrisikofaktoren für eine Reintubation wirksam verhindern. Kürzlich hat sich gezeigt, dass diese eine wirksame Atemunterstützung mit relevanten klinischen Vorteilen nach Extubation bei bestimmten Patientenpopulationen darstellt. Vorrichtungen zur Oxygenierung mit geringem Fluss sind sowohl hinsichtlich des Spitzenflusses als auch des tatsächlich abgegebenen $FiO_2$ weniger effektiv als NHF. Infolgedessen verbessert NHF die Sauerstoffversorgung, aber auch die $CO_2$-Clearance, verringert die Rückatmung und den Totraum und führt zu einer Verringerung der hypoxischen und hyperkapnischen Atemantriebe und damit des Inspirationsaufwands [19, 20]. Ein hoher Gasfluss sorgt für einen erhöhten Ausatemwiderstand und erhöht so den Druck der oberen Atemwege während des Ausatmens [21]. Dieser positive endexspiratorische Druck (PEEP)-Effekt stabilisiert die Alveolen durch eine Erhöhung des endexspiratorischen transpulmonalen Drucks, erhöht den Alveolardruck durch eine Verringerung des hydrostatischen Kapillar-Alveolar-Gradienten und erhöht das Kaliber der Atemwege. Darüber hinaus nimmt der transpulmonale *driving pressure* ab, wodurch weitere Verletzungen in den Atemwegen limitiert werden. Zudem verhindert die Abnahme der Atemarbeit eine sonst möglicherweise auftretende Fatigue. Schließlich senkt der NHF auch die Stoffwechselaufwendungen der Atmung, die mit der Gaskonditionierung und den Beschwerden des Patienten im Zusammenhang mit Symptomen der

Trockenheit der Atemwege verbunden sind [2], und erleichtert durch die Erhaltung der normalen Zilienfunktion der Epithelzellen sowie der Zusammensetzung des Schleims das Sekretmanagement [22, 23]. Dieser Aspekt ist in der Zeit nach der Extubation von entscheidender Bedeutung, da Patienten häufig Schwierigkeiten beim Auswurf haben. Alle oben genannten Effekte tragen dazu bei, den Komfort des Patienten zu verbessern und eine Dyspnoe während der NHF zu lindern. Im Vergleich zu anderen Formen der Sauerstofftherapie und Atemunterstützung, die über eine Gesichtsschnittstelle Anwendung finden, hängt der größere Komfort mittels NHF auch mit der Schnittstelle an der Nase zusammen, die die normalen täglichen Aktivitäten nicht beeinträchtigt und die selbst bei klaustrophobischen Patienten zu einer höheren Compliance bei der Behandlung führt, die andere Geräte oftmals ablehnen [2, 24, 25]. Die physiologischen Wirkungen des NHF können den Bedarf des Patienten während der Postextubationsperiode decken und effektiv dazu beitragen, den Circulus vitiosus aus Ödemen, übermäßiger Anstrengung, Lungenverletzung und Muskelermüdung zu unterbrechen und so die vollständige Wiederherstellung der Lungenfunktion sowohl bei chirurgischen als auch bei sonstigen Intensivpatienten zu erleichtern.

## 6.4.1. NHF nach Extubation bei chirurgischen Intensivpatienten

Postoperative Lungenkomplikationen (*postoperative pulmonary complications*, PPC) sind mit einer hohen Morbidität und Mortalität bei chirurgischen Patienten verbunden. Aus diesem Grund wurden präoperative Risikobewertungen entwickelt, um präventive perioperative Strategien bei Hochrisiko-Patienten anzuwenden [26]. Die Bildung von Atelektasen ist ein Schlüsselfaktor für die Entwicklung von PPC wie Pneumonien, akutes Atemversagen, Reintubation der Luftröhre, Lungenödem oder längeres Luftleck [27]. Eine postoperative Hypoxämie und Komplikationen der Atemwege erhöhen wiederum die Morbidität, Mortalität und die Dauer des Aufenthaltes auf der Intensivstation und im Krankenhaus [28, 29]. Das Management der intraoperativen mechanischen Beatmung ist von grundlegender Bedeutung für das Vermeiden von Atemwegskomplikationen sowie für das ordnungsgemäße Management einer Atemunterstützung nach Extubation. Die nichtinvasive Atemunterstützung wird sowohl als prophylaktische als auch therapeutische Intervention eingesetzt, um das postoperative Ergebnis bei diesen Patienten zu verbessern. Die gängigsten Strategien wie NIV und kontinuierlicher positiver Atemwegsdruck (CPAP) haben jedoch den Nachteil, dass die Art der dort verwendeten Schnittstelle die normalen Patientenaktivitäten beeinträchtigt und möglicherweise nicht gut vertragen wird, was Complianceprobleme mit sich bringen kann. Darüber hinaus kann das mögliche Auftreten einer Magenvergrößerung durch das Eindringen von Luft bei Anwendung dieser Techniken je nach Lage der zuvor operierten Region kontraindiziert sein. In diesem Zusammenhang könnte NHF einen potenziellen therapeutischen Vorteil gegenüber Standard-$O_2$ bieten.

### NHF nach Herz- und Thoraxchirurgie

Ein Alveolarkollaps und Atelektasen treten sowohl nach einer Herzoperation am kardiopulmonalen Bypass als auch nach einer Thoraxoperation häufig auf und sind Hauptursachen für postoperative Lungenkomplikationen mit einer Inzidenz von bis zu 50 % [30-33]. Es liegen mehrere Studien zur Anwendung von NHF nach der Extubation bei Patienten vor, bei denen das Risiko von Lungenkomplikationen nach einer kardiothorakalen Operation bestand.

Corley und Mitarbeiter [34] bewerteten die präventive NHF-Anwendung (maximale Flussrate 50 l/min) im Vergleich zu $O_2$-Geräten mit geringem Fluss bei 20 Patienten nach einer Herzoperation. Sie fanden heraus, dass sich unter NHF Atemfrequenz und Atemnot verringerten und sich die Sauerstoffversorgung verbesserte. Dies wurde durch den erhöhten oropharyngealen Atemwegsdruck, das endexspiratorische Lungenvolumen (EELV) und das Atemvolumen bei einer NHF-Anwendung erklärt, was durch eine Änderungen der Lungenimpedanz, insbesondere bei Patienten mit höherem BMI, demonstriert werden konnte.

In einer anschließenden RCT, die von derselben Gruppe durchgeführt wurde [35], stellten die Autoren die Hypothese auf, dass ihre früheren Ergebnisse bei einer präventiven NHF-Anwendung bei adipösen Patienten mit einem BMI $\geq 30$, die sich einer Herzoperation unterziehen, zu einer Verringerung der Rate der postoperativen Atelektasen führen würde. 155 Patienten wurden eingeschlossen und enweder der Gruppe mit einer Standardversorgung mittels $O_2$-Systemen mit geringem Fluss (n=74) oder der NHF-Gruppe (n=81, durchschnittliche Gasdurchflussrate von 46 l/ min) zugeteilt. Bei diesen Patienten verbesserte der präventive NHF-Einsatz die Atelektasenrate im Vergleich zur Standard-$O_2$-Therapie nicht. Es muss jedoch beachtet werden, dass postoperative Atelektasen unter Verwendung eines radiologischen Atelektase-Scores auf Thorax-Röntgenaufnahmen bewertet wurden – eine Technik, die nicht die notwendige Sensitivität aufweist, um die Reduktion der belüfteten Lungenabschnitte im Vergleich zu anderen Techniken (z.B. Computertomographie) messbar zu machen. Sekundäre Ergebnisse wie Sauerstoffzufuhr, Atemfrequenz, Versagen der zugewiesenen Behandlung und Verweildauer auf der Intensivstation unterschieden sich zwischen den beiden Gruppen nicht. Bemerkenswerterweise betrug die Behandlungszeit nur 8 Stunden, was einen Zeitraum darstellt, der wahrscheinlich zu kurz ist, um den tatsächlichen Nutzen einer NHF-Anwendung hervorzuheben.

Eine andere Studie von Parke und Kollegen [36] fand keinen signifikanten Unterschied zwischen einer prophylaktischen NHF-Gabe (Flussrate 45 l/ min) und konventioneller $O_2$-Therapie in Bezug auf Sauerstoffversorgung, Atemfrequenz, kardiovaskuläre Parameter, Atelektasewert sowie Verweildauer im Krankenhaus und auf der Intensivstation. Trotzdem beobachteten die Autoren eine schwache Assoziation mit einem niedrigeren $p_aCO_2$ (nach 4 Stunden und am Tag 1) und einem geringeren Bedarf an einer notwendigen Ausweitung der Atemunterstützung in der NHF-Gruppe (37,9 % gegenüber 62,1 % zu jedem Zeitpunkt in der Studie). Unerwarteterweise war der Komfort des Patienten in der NHF-Gruppe im Vergleich zu üblichen Pflegemaßnahmen signifikant geringer. Dies kann durch die Tatsache erklärt werden, dass Patienten, die in die Studie aufgenommen wurden, nicht "krank genug" waren, um von einem prophylaktischen NHF-Einsatz zu profitieren. Umgekehrt können bei Patienten mit schwerer Ausprägung des akuten Atemversagens hohe Gasdurchflussraten, wie sie beim NHF abgegeben werden, den Bedarf des Patienten besser decken und die Behandlung dann komfortabler machen, wie in anderen Studien gezeigt wurde [2, 37, 38].

Eine durchgeführte Metaanalyse, die beide Studien zum Vergleich der konventionellen $O_2$-Therapie und des NHF bei Patienten mit Herzchirurgie umfasste [39], kam zu dem Schluss, dass NHF bei erwachsenen kardiochirurgischen Patienten nach der Extubation sicher verabreicht werden und die Notwendigkeit einer Ausweitung der Atemunterstützung verringert werden kann. Gleichwohl sind weitere groß angelegte multizentrische Studien erforderlich, um diese Ergebnisse zu bestätigen.

Unter Berücksichtigung der physiologischen NHF-Wirkungen und seiner potenziellen Vorteile hinsichtlich des Anwendungskomforts führten Ansari et al. eine randomisierte kontrollierte Studie durch, um die Verwendung von NHF als Teil eines ERAS-Programms (*Enhanced Recovery After Surgery*) bei 59 Patienten zu bewerten, die sich einer Lungenresektion unterzogen [40]. Die Hypothese zu dieser Studie war, dass eine prophylaktische NHF-Anwendung (n=28) nach Lungenresektionsoperation das frühe funktionelle Ergebnis im Vergleich zu Patienten, die mit Standard-Niedrigfluss-$O_2$ behandelt wurden (n=31), verbessern kann, gemessen am Unterschied zwischen prä- und postoperativem 6-Minuten-Gehtest. Die Autoren konnten hinsichtlich der postoperativen funktionellen Wiederherstellung keinen Unterschied zwischen NHF (Flussrate im Bereich von 20 bis 50 l/min) und den auf übliche Weise mit $O_2$ versorgten Gruppen ermitteln. Sie stellten jedoch fest, dass NHF die Krankenhausaufenthaltsdauer um 32 % verkürzte und die Patientenzufriedenheit verbesserte. Dies sind wichtige Ergebnisse im Rahmen eines ERAS-Programms, die einmal mehr ebenfalls darauf hindeuten, dass weitere Studien zu diesen Aspekten erforderlich sind.

Eine weitere randomisierte, kontrollierte Studie wurde an 110 Patienten durchgeführt, die sich einer thorakoskopischen Lobektomie unterzogen. Hier wurde die NHF-Gabe mit der von konventionellem $O_2$ verglichen, um Hypoxämie und PPC bei Patienten mit mittlerem oder hohem Risiko zu reduzieren [41]. Die Autoren fanden heraus, dass eine NHF-Anwendung (Flussrate im Bereich 45 bis 60 l/min) 72 Stunden nach der Extubation die Hypoxämierate um etwa 58 % (12,5 % vs. 29,6 %, p=0,03) sowie die Reintubationsrate (0 % vs. 9 %, p=0,03) und die Eskalationsrate in Richtung NIV (4 % vs. 17 %, p=0,03) senkte. Hinsichtlich PPC, Mortalität sowie der Dauer des Aufenthalts auf der

Intensivstation und im Krankenhaus wurde kein Unterschied zwischen den beiden Gruppen beobachtet. Selbst wenn die Studie in Bezug auf einige klinische Ergebnisse keine ausreichende Aussage lieferte, deuten die Ergebnisse auf einen eindeutigen klinischen Nutzen des NHF bei dieser Art von Patienten hin.

Die erste große multizentrische RCT zum Vergleich von NHF und NIV nach einer kardiothorakalen Operation war die BiPOP-Studie (*Bilevel Positive Airway Pressure Versus Optiflow*) [42]. Konzipiert war sie als Nicht-Unterlegenheits-Studie, in der an 830 Patienten, die sich einer kardiothorakalen Operation unterzogen hatten und während des Spontanatmungsversuchs oder nach der Extubation eine Hypoxämie entwickelten, NHF (Flussrate 50 l/min, 414 Patienten) und NIV (Druckunterstützung 9 cmH2O, PEEP 4 cmH2O, angewendet für mindestens 4 Stunden/Tag, 426 Patienten) verglichen wurden. Inklusionskriterien waren:

1) ein nicht bestandener Spontanatmungsversuch wegen Hypoxämie ($paO_2/FiO_2$ <150),

2) das Vorliegen von Risikofaktoren für ein akutes Atemversagen nach der Extubation (Adipositas, Herzinsuffizienz oder ein vorheriges Weaningversagen) oder

3) Entwickelung eines akuten Atemversagens nach Extubation.

Die Ergebnisse zeigten, dass der NHF einer NIV mit Behandlungsversagen, definiert als Reintubation, Umstellung auf den anderen Studienarm oder vorzeitiger Abbruch (22 % bzw. 21 %) nicht unterlegen war (☞ Abb. 6.1). Die Reintubationsrate war ebenfalls ähnlich (NIV 14 % vs. NHF 14 %). Die Sauerstoffversorgung verbesserte sich unter NHF mit der Zeit, war jedoch niedriger als unter NIV, während der $p_aCO_2$ zwischen den Gruppen ähnlich war. In Übereinstimmung mit früheren Studien war die Atemfrequenz bei NHF signifikant niedriger (27 gegenüber 30 Atemzügen/min am Tag 1). Bei anderen klinischen Parametern wurden keine weiteren Unterschiede festgestellt. Hautschäden waren bei NHF jedoch signifikant seltener.

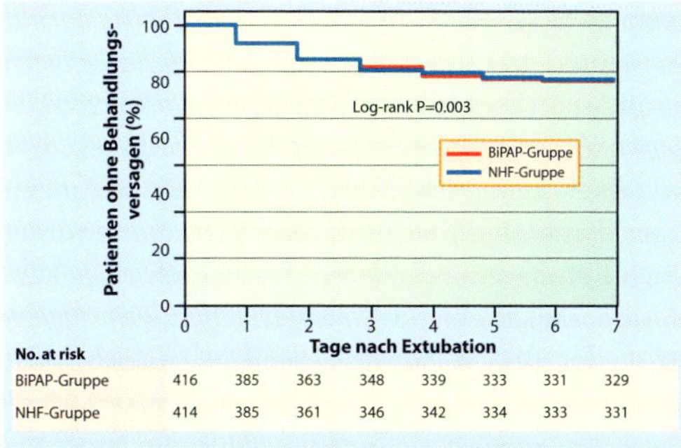


***Abb. 6.1:*** Patienten postoperativ ohne Behandlungsversagen nach Extubation: Prozentsatz der Patienten, bei denen die Behandlung mit entweder biphasischem positivem Atemwegsdruck (BiPAP) oder NHF nach postoperativer Extubation nicht fehlschlug. Ein Behandlungsversagen trat bei 91/416 Patienten mit BiPAP (21,9 %) und bei 87/414 Patienten mit NHF auf (21,0 %, absoluter Unterschied 0,86 %) auf. Ein Behandlungsversagen wurde definiert als Reintubation für mechanische Beatmung, Umstellung auf den anderen Studienarm oder vorzeitiger Abbruch der Studienbehandlung (auf Wunsch des Patienten oder aus medizinischen Gründen wie z.B. Magenverengung). Modif. nach [42].

In dieser Studie wurden NIV und NHF nach drei verschiedenen Strategien angewendet:

1) als frühe Weaning- oder Extubationstechnik,

2) als vorbeugender Ansatz (um ein mögliches Atemversagen nach der Extubation zu verhindern) oder

3) als therapeutischer Ansatz (zur Behandlung eines Atemversagens nach der Extubation und zur Verhinderung einer Reintubation).

Frühere Studien haben gezeigt, dass sich die NIV-Wirksamkeit wesentlich davon unterscheidet, ob deren Anwendung als präventives oder kuratives Instrument erfolgt [1, 12]. Eine Post-hoc-Analyse der BiPOP-Studie [43] ergab, dass es in den Untergruppen der Patienten, bei denen es in der Studie zur Spontanatmung Therapieversager gegeben hatte, keine Unterschiede in der Rate des Behandlungsversagens zwischen NHF und NIV (Frühentwöhnungsstrategie 41 % vs. 28 %, p= 0,33) und bei Patienten mit akutem Atemversagen nach Extubation (kurative Strategie 27 % gegenüber 28 %, p=0,93) gab. Die Versagensrate bei der Behandlung war jedoch unter NHF in der Subgruppe der Hochrisikopatienten, die die Spontanatmungsstudie erfolgreich bestanden hatten (Präventionsstrategie, 6 % vs. 13 %, p=0,04) geringer, was darauf hindeutet, dass der NHF das Outcome verbessern kann, wenn er bei diesen Patienten zu prophylaktischen Zwecken eingesetzt wird. Diese Ergebnisse erlauben keine endgültigen Schlussfolgerungen über den besten Zeitpunkt der NHF-Anwendung nach Extubation bei Patienten, die sich einer kardiothorakalen Operation unterziehen. Die Ergebnisse der BiPOP-Studie bestätigen jedoch, dass NHF bei hypoxämischen postoperativen Patienten sicher angewendet werden kann und legen zudem nahe, dass diese Technik als erste Option nach der Extubation in Erwägung zu ziehen ist, da sie der NIV nicht unterlegen ist, in einigen Fällen sogar das klinische Ergebnis verbessern kann und den Patienten durch die einfache Anwendung einige Vorteile bietet.

#### NHF nach größeren abdominalchirurgischen Eingriffen

In der randomisierten kontrollierten OPERA-Studie wurde die klinische Wirksamkeit von NHF nach Extubation bei Patienten untersucht, die sich einer größeren Operation im Abdominalbereich unterzogen [44]. In dieser Studie verglichen Futier und Mitarbeiter die Auswirkungen einer präventiven NHF-Anwendung (Flussrate 50-60 l / min) direkt nach der elektiven Extubation mit einer Standard-$O_2$-Therapie hinsichtlich der Hypoxämie-Inzidenz nach Abdominal- oder Abdominal- und Thoraxoperationen. Die Autoren stellten die Hypothese auf, dass eine frühzeitige und kurzfristige NHF-Anwendung nach elektiver Extubation die Lungenrekrutierung minimieren und das Auftreten einer Hypoxämie nach der Trennung von einer protektiven mechanischen Beatmung verringern könnte. Sie nahmen Patienten mit mittlerem und hohem Risiko für postoperative Lungenkomplikationen auf, definiert durch einen ARISCAT-Risiko-Score [26] von 26 Punkten oder mehr.

Es gab keinen Unterschied zwischen der NHF- und der Standard-$O_2$-Gruppe hinsichtlich der Hypoxämie-Inzidenz ($p_aO_2/FiO_2 \leq 300$) nach 1 Stunde und nach Absetzen der Behandlung. Die PPC-Inzidenz, die Dauer des Krankenhausaufenthalts und die Krankenhausmortalität waren zwischen den Gruppen ebenfalls ähnlich. Nach Ansicht der Autoren können mehrere Gründe diese Ergebnisse erklären. Erstens wurden die Patienten nicht in standardisierter Weise intraoperativen Rekrutierungsmanövern unterzogen. Dies könnte zu einer geringeren Stabilisierung der Alveolen geführt haben – ein Faktor, der die Entwicklung einer Atelektase, die zum Zeitpunkt der Extubation bereits vorhanden war, bestimmt und so die Wirksamkeit der Behandlung in der NHF-Gruppe möglicherweise verringert hat. Diese Hypothese wurde durch eine Post-hoc-Subgruppenanalyse bestätigt, die an Patienten durchgeführt wurde, die während der intraoperativen Beatmung ein Rekrutierungsmanöver erhielten. Hier zeigte sich ein höherer Unterschied in der Hypoxie-Inzidenz zwischen den beiden Gruppen (18 % in der NHF-Gruppe vs. 30 % in der Gruppe mit der üblichen Behandlung). Darüber hinaus könnte die eher kurze Behandlungszeit (mediane Dauer 16 Stunden, gemäß der Standardpraxis des postoperativen Managements in den an der Studie beteiligten Zentren) dazu beigetragen haben, die NHF-Wirksamkeit bei der Prävention einer postoperativen Hypoxämie zu unterschätzen.

Angesichts des Mangels an Daten bei diesen Patienten und der Ergebnisse der OPERA-Studie muss der potenzielle Nutzen des NHF nach Extubation bei Patienten, die sich einer größeren Bauchoperation unterziehen, noch ermittelt werden.

### 6.4.2. NHF nach Extubation im Intensivbereich

Das akute Atemversagen ist der häufigste Grund für die Aufnahme auf die Intensivstation und erfordert häufig eine endotracheale Intubation und bis zum Abklingen der Grunderkrankung eine mechanische Beatmung. Eine Sauerstofftherapie wird verwendet, um eine nach Abbruch der mechanischen Beatmung und Entfernung des Endotrachealtubus verbleibende Beeinträchtigung der Sauerstoffversorgung zu korrigieren. In mehreren Studien wurde NHF daher mit den gängigsten konventionellen $O_2$-Geräten verglichen, die bei Patienten mit geringem Risiko verwendet werden, wie z.B. der Venturi-Maske und Sauerstoffprongs. NHF wurde auch bei Patienten mit hohem Risiko für ein Extubationsversagen mit NIVverglichen.

#### NHF im Vergleich mit konventioneller $O_2$-Therapie bei Intensivpatienten

Nach dem ersten Bericht über die vorteilhaften physiologischen NHF-Wirkungen bei Patienten mit akutem Atemversagen [45] haben mehrere Studien die Rolle dieser Technik in der Zeitphase unmittelbar nach der Extubation untersucht, die bei kritisch kranken Patienten einen entscheidenden Moment beim Übergang von der mechanischen Beatmung zur Spontanatmung darstellt.

Eine kleine Studie zur Bewertung der kurzfristigen physiologischen NHF-Wirkungen nach Extubation (durchschnittliche Flussrate 37 l/min) zeigte, dass sich darunter die Dyspnoerate, die Atemfrequenz (20 vs. 23 Atemzüge/min) und die Herzfrequenz (90 vs. 95 Schläge/min) im Vergleich zu einer Maske ohne Rückatmung senkten [46]. Darüber hinaus bevorzugten die meisten Probanden (88 %) die NHF-Anwendung gegenüber einer konventionellen $O_2$-Therapie. In einer weiteren kleinen randomisierten *cross-over*-Studie zum Vergleich einer High-Flow-Anwendung mit Nasenkanüle oder Gesichtsmaske nach Extubation (Flussrate von 30 l/min mit beiden Interfaces) fanden Tiruvoipati et al. [38] keinen Unterschied in Bezug auf Gasaustausch, Atemfrequenz oder hämodynamische Parameter. Allerdings wurde die Nasenkanüle besser vertragen als die Gesichtsmaske, was frühere Ergebnisse bestätigte, wonach die nasale Applikation von den Patienten im Allgemeinen bevorzugt wird [24]. In einer retrospektiven Studie wurden die klinischen Auswirkungen des NHF (Flussrate 30 l/min) und einer Maske ohne Rückatmung ($O_2$-Flussrate 15 l/min) bei 67 kritisch kranken Patienten nach Extubation verglichen [47]. Die Autoren fanden eine bessere Sauerstoffversorgung (gemessen als Verhältnis von $p_aO_2$ zur nominalen $FiO_2$) unter NHF, während $p_aCO_2$, Atemfrequenz, mittlerer arterieller Druck und Herzfrequenz sich zwischen den Gruppen nicht unterschieden. Darüber hinaus war die NHF-Anwendung mit einer höheren Anzahl beatmungsfreier Tage (4 vs. 3 Tage) und einer niedrigeren Reintubationsrate (3 % vs. 18 %) verbunden, obwohl methodisch bedingte Verzerrungen hierbei keine endgültigen Schlussfolgerungen zuließen.

Die erste randomisierte, kontrollierte Studie, in der die Auswirkungen des NHF auf Sauerstoffversorgung, den Patientenkomfort und das Ergebnis nach Extubation untersucht wurden, wurde von Maggiore et al. [2] veröffentlicht. Dies war eine bizentrische, offene Studie, in der die Auswirkungen unter der Venturi-Maske (52 Patienten) und unter NHF (53 Patienten, Flussrate 50 l/min) auf das $p_aO_2/FiO_2$-Verhältnis (primäre Ergebnisvariable), Unbehagen unter der Anwendung und das klini-

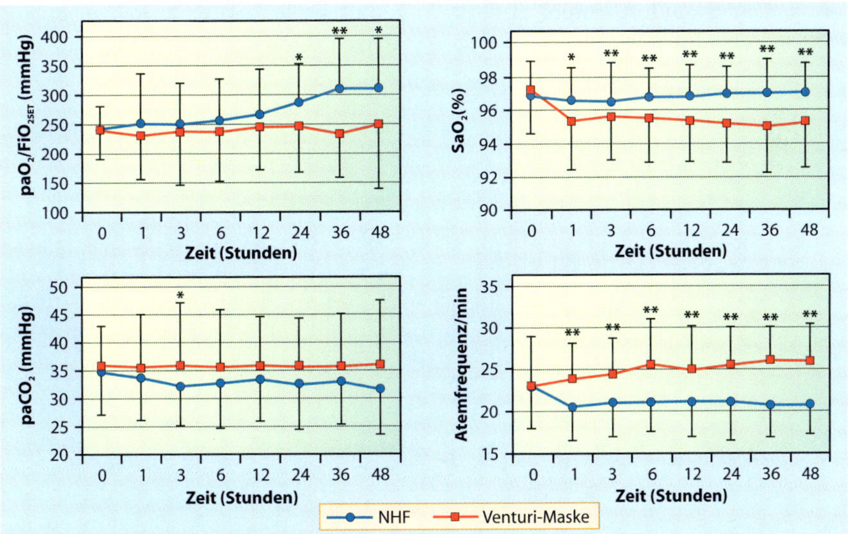


***Abb. 6.2:*** Respiratorische Effekte bei Patienten auf der Intensivstation nach Extubation: 48-Stunden-Trends der $p_aO_2/FiO_{2SET}$-Ratio (Verhältnis des $p_aO_2$ zum eingestellten Wert der inspiratorischen Sauerstofffraktion, **links oben**), der arteriellen Sauerstoffsättigung ($SaO_2$, **rechts oben**), des arteriellen Kohlendioxid-Partialdrucks ($p_aCO_2$, **links unten**) und der Atemfrequenz (**rechts unten**) unter NHF-Therapie und Venturi-Maske. Die Werte zum Zeitpunkt 0 wurden am Ende des erfolgreichen Atemversuchs kurz vor der Extubation aufgezeichnet. Modif. nach [2].
* $p<0{,}05$, ** $p=0{,}01$

sche Patienten-Outcome über einen Zeitraum von 48 Stunden nach der Extubation verglichen wurden. Patienten, die an dieser Studie teilnahmen, waren zuvor länger als 24 Stunden mechanisch beatmet worden und wiesen eine mäßige Hypoxämie auf ($p_aO_2/FiO_2 \leq 300$ zu Beginn des Spontanatmungsversuchs vor Extubation). Die Autoren fanden eine bessere Sauerstoffversorgung für die gleiche festgelegte $FiO_2$ in der NHF-Gruppe mit einem signifikant höheren $p_aO_2/FiO_2$ nach 24, 36 und 48 Stunden, wobei die Sauerstoffsättigung während der 48 Stunden stets höher war (☞ Abb. 6.2). Die Autoren erklärten, dass eine Verbesserung des $p_aO_2/FiO_2$-Verhältnisses nicht von vorn herein wahrscheinlich war, da die Lungenrekrutierung ein zeitabhängiges Phänomen ist, und betonten, dass die Behandlungsdauer eine grundlegende Variable bei der Bewertung der NHF-Wirksamkeit bei Atelektasen ist; speziell auch, weil der erzeugte Atemwegsdruck bei Anwendung dieses Gerätes relativ niedrig ist (ca. 5 $cmH_2O$). In dieser Studie wurde mittels NHF der $p_aCO_2$ (32 mmHg vs. 36 mmHg nach 3 Stunden) und die Atemfrequenz (mittlere Differenz von 4 ± 1 Atemzügen/min, ☞ Abb. 6.2) verringert, was auf eine Verringerung des Totraums der oberen Atemwege und der Atemarbeit hinweist. Die NHF-Verwendung verbesserte den Patientenkomfort sowohl in Bezug auf Probleme mit dem Interface (ab der 12. Stunde) als auch auf Symptome der Trockenheit der Atemwege (ab der 24. Stunde, ☞ Abb. 6.3) und war mit weniger Episoden einer Interfacedislokation und Sauerstoffentsättigung verbunden. Diese Ergebnisse legen nahe, dass der verbesserte Patientenkomfort einer verminderten Interfacedislokation zuzuschreiben ist, was im Gegensatz zur Venturi-Maske wiederum die Episoden der Sauerstoffentsättigung unter NHF reduzierte. Schließlich wiesen auch weniger Patienten ein akutes Atemversagen nach Extubation auf, das irgendeine Form der Beatmungsunterstützung benötigte (8 % vs. 35 %), wobei unter NHF im Vergleich zur Venturi-Maske weniger oft eine NIV (4 % vs. 15 %) und eine endotracheale Reintubation (4 % gegenüber 21 %) erforderlich waren, was auf eine mögliche Rolle des NHF als Extubationsschutz hinweist. Interessanterweise wurden in der NHF-Gruppe weniger Patienten aufgrund schwerer Hypoxämien und der Unfähigkeit eines effektiven Sekretmanagements erneut intubiert, was darauf hindeutet, dass diese Anwendung auch beim Management von Atemwegssekreten nach Extubation eine Rolle spielen könnte. Diese Studie zielte jedoch nicht darauf ab, die Überlegenheit des NHF gegenüber der Venturi-Maske beim Weaningergebnis zu demonstrieren. Derzeit wird eine weitere multizentrische RCT (RINO: *ReINtubation rate after Oxygen therapy*) durchgeführt, um zu bewerten,

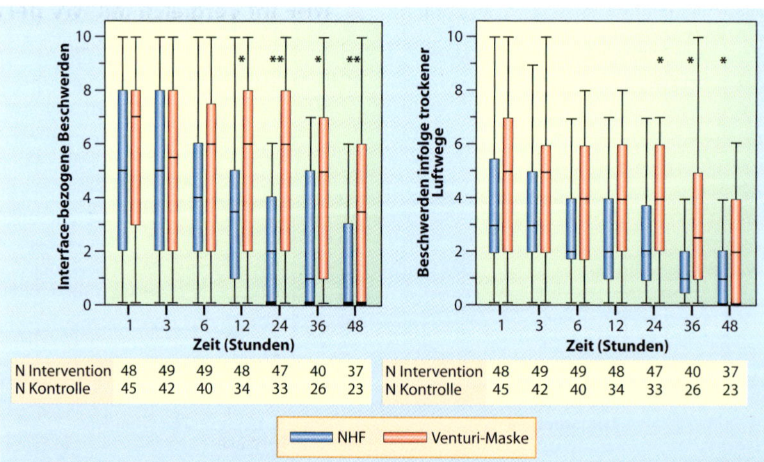


***Abb. 6.3:*** Auswirkungen des NHF auf Beschwerden des Patienten nach Extubation im Vergleich zur Venturi-Maske: Box-Whisker-Diagramme der Beschwerden des Patienten im Zusammenhang mit der Grenzfläche (**linkes Feld**) und den Symptomen der Trockenheit der Atemwege (**rechtes Feld**) unter NHF-Therapie und Venturi-Maske innerhalb von 48 Stunden nach der Extubation. Mediane werden als horizontale Balken innerhalb der Kästchen, 25. bis 75. Perzentile als Unter- und Oberkante der Kästchen und Maximal-Minimal-Werte als Whisker ausgedrückt. Modif. nach [2]. * p<0,05, ** p=0,01.

ob die NHF-Verwendung im Vergleich zur Venturi-Maske die Versagensrate bei Patienten mit mäßiger Hypoxämie nach Extubation verringern kann (ClinicalTrials.gov: NCT02107183).

Hernàndez et al. führten 2016 eine multizentrische randomisierte Studie auf sieben spanischen Intensivstationen und an 527 beatmeten Patienten mit geringem Risiko für ein Extubationsversagen durch, um festzustellen, ob NHF bei einer durchschnittlichen Flussrate von 31 l/min einer Standard-$O_2$-Therapie überlegen ist, die entweder über eine Nasenkanüle oder eine Gesichtsmaske ohne Rückatmung verabreicht wird, um so eine Reintubation zu verhindern [48]. Ein geringes Risiko für eine Reintubation wurde definiert als ein Alter <65 Jahren, ein APACHE II-Score <12 bei Extubation, ein BMI von <30 kg/m$^2$, angemessenes Sekretmanagement, einfaches Absetzen und maximal eine Komorbidität ohne Herzinsuffizienz, COPD, Durchgängigkeitsprobleme der Atemwege und frühere längere mechanische Beatmung. Die Patienten wurden randomisiert, um die zugewiesene Behandlung für 24 Stunden nach der geplanten Extubation zu erhalten. Das Auftreten eines Atemversagens innerhalb von 72 Stunden nach Extubation war in der NHF-Gruppe geringer als in den Kontrollen (8 % vs. 14 %, p=0,03). Die Reintubationsrate, das primäre Ergebnis der Studie, wurde durch NHF im Vergleich zu den Kontrollen ebenfalls signifikant reduziert (5 % vs. 12 %, p= 0,004, ☞ Abb. 6,4), während die Zeit bis zur Reintubation in beiden Gruppen ähnlich war.

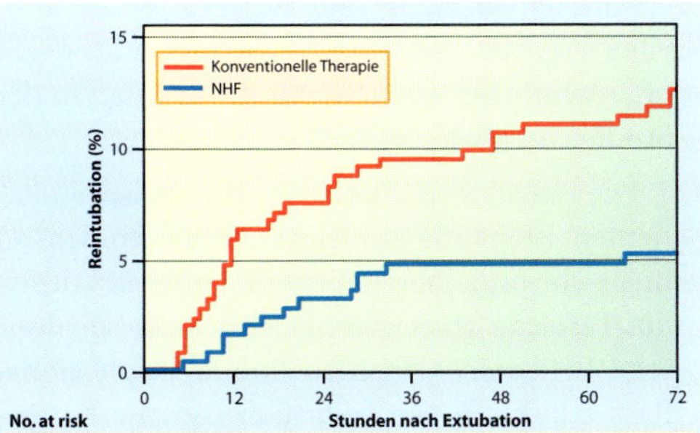


| No. at risk | 0 | 24 | 48 | 72 |
|---|---|---|---|---|
| Konventionelle Therapie | 263 | 244 | 236 | 231 |
| NHF | 264 | 256 | 252 | 251 |

***Abb. 6.4:*** Kaplan-Meier-Analyse des Zeitintervalls zwischen Extubation und Reintubation bei Patienten mit niedrigem Risiko. Modif. nach [48].

In Übereinstimmung mit Maggiore et al. [2] wurde der Hauptvorteil des NHF bei der Verringerung der Reintubationsrate infolge von Hypoxämie und der Unfähigkeit eines effektiven Sekretmanagements beobachtet. Bemerkenswerterweise umfasste diese Studie einen hohen Prozentsatz von chirurgischen und neurologisch-kritischen Patienten mit nicht-respiratorischem primären Atemversagen. Die Sensitivitätsanalyse ergab jedoch keinen signifikanten Einfluss neurologischer Erkrankungen auf die beobachteten Ergebnisse.

In Anbetracht der nachgewiesenen Vorteile gegenüber einer Standard-$O_2$-Therapie, also

- verbesserte Sauerstoffversorgung
- besserer Komfort und
- geringeres Risiko der Schnittstellenverschiebung

sollte der NHF aufgrund seines Potenzials zur Erleichterung des Sekretmanagements und der Verringerung der Atemarbeit sowie der Reintubationsrate als Standardbehandlung nach Extubation für alle Intensivpatienten mit geringem Risiko für ein Extubationsversagen betrachtet werden. Dennoch sind weitere Daten erforderlich, um die optimale Flussrate und die Untergruppe der Patienten determinieren zu können, die am meisten von NHF profitieren würden.

## NHF im Vergleich mit NIV bei Intensivpatienten

Frühere Studien haben gezeigt, dass eine prophylaktische NIV-Anwendung nach Extubation bei Patienten mit Risiko für ein Extubationsversagen von Vorteil ist [11, 12, 49]. Die Richtlinien der *European Respiratory Society/American Thoracic Society* zur klinischen Praxis hinsichtlich der Anwendung von NIV bei akutem Atemversagen legen nahe, dass die NIV verwendet werden sollte, um bei Hochrisikopatienten ein Atemversagen nach der Extubation zu verhindern [50]. Bisher hat nur eine Studie die präventive NHF- oder NIV-Anwendung in dieser Kategorie kritisch kranker Patienten verglichen. Hernandez und Kollegen führten eine multizentrische randomisierte kontrollierte Nicht-Unterlegenheits-Studie durch, in der NHF (Flussrate 50 l/min) und NIV verglichen wurden, die direkt zum Zeitpunkt der Extubation eingesetzt und 24 Stunden nach der Extubation bei 604 Patienten mit hohem Risiko für ein Extubationsversagen aufrechterhalten wurden [10]. Ein solches hohes Risiko für eine Reintubation wurde definiert als ein Alter >65 Jahre, ein APACHE II-Score >12 bei Extubation, ein BMI >30 kg/m$^2$, schwieriges Sekretmanagement, schwieriges oder längeres Weaning, mehr als eine Komorbidität, Herzinsuffizienz als primäre Indikation für mechanische Beatmung, mittelschwere bis schwere COPD, Durchgängigkeitsprobleme der Atemwege oder längere mechanische Beatmung. Obwohl die Rate des Atemversagens nach Extubation nach 72 Stunden unter NIV höher war (40 % vs. 27 %, Risikodifferenz 12,9 %; 95% CI 6,6-8 %), war der NHF der NIV beim Verhindern einer Reintubation nicht unterlegen (23 % vs. 19 %, Risikodifferenz -3,7%; 95% CI -9,1-8 %, ☞ Abb. 6.5).

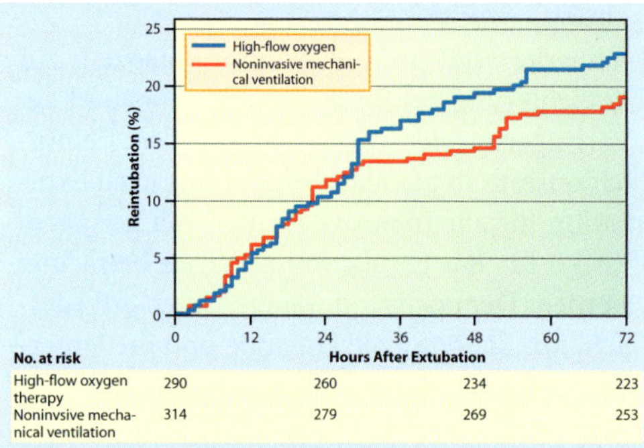


***Abb. 6.5:*** Kaplan-Meier-Analyse des Zeitintervalls zwischen Extubation und Reintubation bei Patienten mit hohem Risiko. Modif. nach [10].

Die widersprüchlichen Auswirkungen von NIV auf die Atemversagensrate nach Extubation (bei NIV höher als bei NHF) und auf die Reintubationsrate (in beiden Gruppen ähnlich) wurden wahrscheinlich durch die signifikant höhere Rate unerwünschter Ereignisse in der NIV-Gruppe (43 % gegenüber 0 %) erklärt (hauptsächlich Komfortprobleme), die zu einem vorzeitigen Abbruch der Behandlung führten. Tatsächlich betrug die Echtzeit unter NIV durchschnittlich nur 14 anstelle von 24 Stunden wie im Studienprotokoll angegeben. Somit korrelierte die erhöhte Atemversagensrate nach Extubation nicht mit der Reintubationsrate, was die mögliche Rolle von Komfortproblemen unter NIV als Grund für das Atemversagen nach Extubation betont. Im Vergleich zu NIV zeigte NHF tatsächlich einige Vorteile wie z.B. einen höheren Patientenkomfort, der eine besseren Behandlungs-Compliance, geringere Kosten und eine weitreichendere Verfügbarkeit zur Folge haben könnte.

## 6.5. Schlussfolgerungen

Da das Weaningversagen ein unabhängiger Prädiktor für die Mortalität ist, ist die Entwicklung neuer Therapieoptionen zu dessen Verhinderung bei kritisch kranken Patienten ein wichtiges Thema. Die Auswahl des am besten geeigneten Geräts für eine angemessene Unterstützung der Atmung nach der Extubation ist von entscheidender Bedeutung, da dies das Risiko eines Atemversagens und einer Reintubation verringern und somit das Patienten-Outcome beeinflussen kann.

Studien, in denen der NHF als Präventionsstrategie bewertet wurde, haben kontroverse Ergebnisse im Vergleich zur konventionellen $O_2$-Therapie bei chirurgischen Patienten auf der Intensivstation erbracht. Umgekehrt sind die Vorteile bei Patienten mit internistischer Aufnahmediagnose klarer. Verschiedene Faktoren können diese Unterschiede erklären.

- 1. Die kürzere Behandlungsdauer bei chirurgischen Patienten, die häufig dadurch bedingt ist, dass diese Patienten in den meisten Fällen nach einem kurzen Aufenthalt auf der Intensivstation von dort entlassen werden, lässt den tatsächlichen Nutzen dieser Technik nicht erkennen. Obwohl die optimale Dauer der NHF-Behandlung noch nicht bekannt ist, sind Verbesserungen der Sauerstoffversorgung, die sich aus dem erwarteten Mechanismus der Lungenrekrutierung ergeben, nach längerer Anwendungszeit offensichtlicher (mindestens 24 Stunden in der Studie von Maggiore et al . [2])
- 2. Die Flussrate in Studien an chirurgischen Patienten ist häufig niedriger als in Studien an nicht-chirurgischen Patienten. Dies kann durch die Tatsache gerechtfertigt sein, dass chirurgische Patienten keinen so hohen Inspirationsfluss aufweisen wie nicht-chirurgische Patienten. In diesen Fällen könnte die vorteilhafte Wirkung des NHF unterschätzt worden sein, obwohl höhere Flussraten den Patientenkomfort beeinträchtigen könnten.
- 3. Chirurgische Patienten werden über relativ kurze Zeiträume mechanisch beatmet. Tatsächlich weisen sie zum Zeitpunkt der Operation im

Gegensatz zu Patienten mit akutem Atemversagen selten eine beeinträchtigte Atemfunktion auf, was darauf hindeutet, dass die am kritischsten Kranken den größeren Nutzen aus der NHF-Anwendung ziehen könnten. Diese Hypothese wird durch die Tatsache gestützt, dass NHF in den Studien, in denen beide Techniken nach Extubation sowohl bei chirurgischen als auch bei nicht-chirurgischen Patienten verglichen wurden, der NIV nicht unterlegen ist. Diese Studien hoben auch den besseren Komfort und die höhere Toleranz für bzw. bei den Patienten mit NHF hervor.

- 4. Während für chirurgische Patienten eine einzige Studie [42] zeigte, dass NHF als therapeutische Strategie mit NIV bei Patienten vergleichbar ist, bei denen nach einer kardiothorakalen Operation ein Atemversagen nach Extubation auftritt, liegen derzeit keine Daten zum Einsatz des NHF als therapeutische Strategie auf der medizinischen Intensivstation bei Patienten mit Atemversagen nach Extubation vor.

Zusammenfassend lässt sich sagen, dass der NHF eine wirksame Methode zur therapeutischen Sauerstoffabgabe nach Extubation ist. Dadurch können der Gasaustausch, die Atemfrequenz und der Patientenkomfort in höherem Maße verbessert werden als mit herkömmlichen Geräten zur Sauerstoffanreicherung mit geringem Durchfluss. Bei bestimmten Patientengruppen ergeben sich vergleichbare Auswirkungen wie unter einer NIV-Anwendung. Die NHF-Anwendung kann auch mit einer besseren Behandlungs-Compliance von Seiten des Patienten verbunden sein, wodurch eine geringere Dislokation des Interface und eine geringere Sauerstoffentsättigung möglich werden.

Die Vorteile des NHF nach Extubation, die in mehreren physiologischen und klinischen Studien gezeigt wurden, machen ihn zu einer attraktiven Technik, die jedoch weitere Studien erfordert, um seine Verwendung innerhalb bestimmter Patientenkategorien sowie hinsichtlich der optimalen Einstellungen und des optimalen Zeitpunktes der Anwendung noch besser definieren zu können. Die Ergebnisse laufender randomisierter Studien werden bei der Beantwortung dieser Fragen helfen.

## Literatur

1. Esteban A, Frutos-Vivar F, Ferguson ND, Arabi Y, Apezteguia C, Gonzalez M, Epstein SK, Hill NS, Nava S, Soares MA, D'Empaire G, Alia I, Anzueto A. Noninvasive positive-pressure ventilation for respiratory failure after extubation. N Engl J Med 2004;350:2452-2460.

2. Maggiore SM, Idone FA, Vaschetto R, Festa R, Cataldo A, Antonicelli F, Montini L, De Gaetano A, Navalesi P, Antonelli M. Nasal high-flow versus Venturi mask oxygen therapy after extubation. Effects on oxygenation, comfort, and clinical outcome. Am J Respir Crit Care Med 2014;190:282-288.

3. Boles JM, Bion J, Connors A, Herridge M, Marsh B, Melot C, Pearl R, Silverman H, Stanchina M, Vieillard-Baron A, Welte T. Weaning from mechanical ventilation. Eur Respir J 2007;29:1033-1056.

4. Thille AW, Richard JC, Brochard L. The decision to extubate in the intensive care unit. Am J Respir Crit Care Med 2013;187:1294-1302.

5. Yoo JW, Synn A, Huh JW, Hong SB, Koh Y, Lim CM. Clinical efficacy of high-flow nasal cannula compared to noninvasive ventilation in patients with post-extubation respiratory failure. Korean J Intern Med 2016;31:82-88.

6. Epstein SK, Ciubotaru RL, Wong JB. Effect of failed extubation on the outcome of mechanical ventilation. Chest 1997;112:186-192.

7. Esteban A, Alia I, Gordo F, Fernandez R, Solsona JF, Vallverdu I, Macias S, Allegue JM, Blanco J, Carriedo D, Leon M, de la Cal MA, Taboada F, Gonzalez de Velasco J, Palazon E, Carrizosa F, Tomas R, Suarez J, Goldwasser RS. Extubation outcome after spontaneous breathing trials with T-tube or pressure support ventilation. The Spanish Lung Failure Collaborative Group. Am J Respir Crit Care Med 1997;156:459-465.

8. Frutos-Vivar F, Esteban A, Apezteguia C, Gonzalez M, Arabi Y, Restrepo MI, Gordo F, Santos C, Alhashemi JA, Perez F, Penuelas O, Anzueto A. Outcome of reintubated patients after scheduled extubation. J Crit Care 2011;26: 502-509.

9. Thille AW, Harrois A, Schortgen F, Brun-Buisson C, Brochard L. Outcomes of extubation failure in medical intensive care unit patients. Crit Care Med 2011;39: 2612-2618.

10. Hernandez G, Vaquero C, Colinas L, Cuena R, Gonzalez P, Canabal A, Sanchez S, Rodriguez ML, Villasclaras A, Fernandez R. Effect of Postextubation High-Flow Nasal Cannula vs Noninvasive Ventilation on Reintubation and Postextubation Respiratory Failure in High-Risk Patients: A Randomized Clinical Trial. JAMA 2016;316:1565-1574.

11. Ferrer M, Valencia M, Nicolas JM, Bernadich O, Badia JR, Torres A. Early noninvasive ventilation averts ex-

tubation failure in patients at risk: a randomized trial. Am J Respir Crit Care Med 2006;173:164-170.

12. Nava S, Gregoretti C, Fanfulla F, Squadrone E, Grassi M, Carlucci A, Beltrame F, Navalesi P. Noninvasive ventilation to prevent respiratory failure after extubation in high-risk patients. Crit Care Med 2005;33:2465-2470.

13. Jaber S, Chanques G, Matecki S, Ramonatxo M, Vergne C, Souche B, Perrigault PF, Eledjam JJ. Post-extubation stridor in intensive care unit patients. Risk factors evaluation and importance of the cuff-leak test. Intensive Care Med 2003;29:69-74.

14. Straus C, Louis B, Isabey D, Lemaire F, Harf A, Brochard L. Contribution of the endotracheal tube and the upper airway to breathing workload. Am J Respir Crit Care Med 1998;157:23-30.

15. Soummer A, Perbet S, Brisson H, Arbelot C, Constantin JM, Lu Q, Rouby JJ. Ultrasound assessment of lung aeration loss during a successful weaning trial predicts postextubation distress*. Crit Care Med 2012;40: 2064-2072.

16. Mauri T, Grasselli G, Jaber S. Respiratory support after extubation: noninvasive ventilation or high-flow nasal cannula, as appropriate. Ann Intensive Care 2017;7: 52.

17. Mekontso-Dessap A, de Prost N, Girou E, Braconnier F, Lemaire F, Brun-Buisson C, Brochard L. B-type natriuretic peptide and weaning from mechanical ventilation. Intensive Care Med 2006;32:1529-1536.

18. Navalesi P, Maggiore SM. Positive End-Expiratory Pressure. In: Tobin MJ, editor. Principles and Practice of Mechanical Ventilation, 3rd edition. New York: McGraw-Hill Inc, 2012, p253-302.

19. Delorme M, Bouchard PA, Simon M, Simard S, Lellouche F. Effects of High-Flow Nasal Cannula on the Work of Breathing in Patients Recovering From Acute Respiratory Failure. Crit Care Med 2017;45:1981-1988.

20. Mauri T, Turrini C, Eronia N, Grasselli G, Volta CA, Bellani G, Pesenti A. Physiologic Effects of High-Flow Nasal Cannula in Acute Hypoxemic Respiratory Failure. Am J Respir Crit Care Med 2017;195:1207-1215.

21. Parke R, McGuinness S, Eccleston M. Nasal high-flow therapy delivers low level positive airway pressure. Br J Anaesth 2009;103:886-890.

22. Hasani A, Chapman TH, McCool D, Smith RE, Dilworth JP, Agnew JE. Domiciliary humidification improves lung mucociliary clearance in patients with bronchiectasis. Chron Respir Dis 2008;5:81-86.

23. Spoletini G, Alotaibi M, Blasi F, Hill NS. Heated Humidified High-Flow Nasal Oxygen in Adults: Mechanisms of Action and Clinical Implications. Chest 2015; 148:253-261.

24. Costello RW, Liston R, McNicholas WT. Compliance at night with low flow oxygen therapy: a comparison of nasal cannulae and Venturi face masks. Thorax 1995;50: 405-406.

25. McGinley BM, Patil SP, Kirkness JP, Smith PL, Schwartz AR, Schneider H. A nasal cannula can be used to treat obstructive sleep apnea. Am J Respir Crit Care Med 2007;176:194-200.

26. Canet J, Gallart L, Gomar C, Paluzie G, Valles J, Castillo J, Sabate S, Mazo V, Briones Z, Sanchis J, Group A. Prediction of postoperative pulmonary complications in a population-based surgical cohort. Anesthesiology 2010;113:1338-1350.

27. Warner DO. Preventing postoperative pulmonary complications: the role of the anesthesiologist. Anesthesiology 2000;92:1467-1472.

28. Khuri SF, Henderson WG, DePalma RG, Mosca C, Healey NA, Kumbhani DJ, Participants in the VANSQIP. Determinants of long-term survival after major surgery and the adverse effect of postoperative complications. Ann Surg 2005;242:326-341; discussion 341-323.

29. Shander A, Fleisher LA, Barie PS, Bigatello LM, Sladen RN, Watson CB. Clinical and economic burden of postoperative pulmonary complications: patient safety summit on definition, risk-reducing interventions, and preventive strategies. Crit Care Med 2011;39:2163-2172.

30. Ranucci M, Ballotta A, La Rovere MT, Castelvecchio S, Surgical, Clinical Outcome Research G. Postoperative hypoxia and length of intensive care unit stay after cardiac surgery: the underweight paradox? PloS one 2014;9: e93992.

31. Xue FS, Li BW, Zhang GS, Liao X, Zhang YM, Liu JH, An G, Luo LK. The influence of surgical sites on early postoperative hypoxemia in adults undergoing elective surgery. Anesth Analg 1999;88:213-219.

32. Harpole DH, Jr., DeCamp MM, Jr., Daley J, Hur K, Oprian CA, Henderson WG, Khuri SF. Prognostic models of thirty-day mortality and morbidity after major pulmonary resection. J Thorac Cardiovasc Surg 1999; 117:969-979.

33. Kutlu CA, Williams EA, Evans TW, Pastorino U, Goldstraw P. Acute lung injury and acute respiratory distress syndrome after pulmonary resection. Ann Thorac Surg 2000;69:376-380.

34. Corley A, Caruana LR, Barnett AG, Tronstad O, Fraser JF. Oxygen delivery through high-flow nasal cannulae increase end-expiratory lung volume and reduce respiratory rate in post-cardiac surgical patients. Br J Anaesth 2011;107:998-1004.

35. Corley A, Bull T, Spooner AJ, Barnett AG, Fraser JF. Direct extubation onto high-flow nasal cannulae post-cardiac surgery versus standard treatment in patients

with a BMI >/=30: a randomised controlled trial. Intensive Care Med 2015;41:887-894.

36. Parke R, McGuinness S, Dixon R, Jull A. Open-label, phase II study of routine high-flow nasal oxygen therapy in cardiac surgical patients. Br J Anaesth 2013;111:925-931.

37. Cuquemelle E, Pham T, Papon JF, Louis B, Danin PE, Brochard L. Heated and humidified high-flow oxygen therapy reduces discomfort during hypoxemic respiratory failure. Respir Care 2012;57:1571-1577.

38. Tiruvoipati R, Lewis D, Haji K, Botha J. High-flow nasal oxygen vs high-flow face mask: a randomized crossover trial in extubated patients. J Crit Care 2010;25:463-468.

39. Zhu Y, Yin H, Zhang R, Wei J. High-flow nasal cannula oxygen therapy vs conventional oxygen therapy in cardiac surgical patients: A meta-analysis. J Crit Care 2017;38:123-128.

40. Ansari BM, Hogan MP, Collier TJ, Baddeley RA, Scarci M, Coonar AS, Bottrill FE, Martinez GC, Klein AA. A Randomized Controlled Trial of High-Flow Nasal Oxygen (Optiflow) as Part of an Enhanced Recovery Program After Lung Resection Surgery. Ann Thorac Surg 2016;101:459-464.

41. Yu Y, Qian X, Liu C, Zhu C. Effect of High-Flow Nasal Cannula versus Conventional Oxygen Therapy for Patients with Thoracoscopic Lobectomy after Extubation. Can Respir J 2017;2017:7894631.

42. Stephan F, Barrucand B, Petit P, Rezaiguia-Delclaux S, Medard A, Delannoy B, Cosserant B, Flicoteaux G, Imbert A, Pilorge C, Berard L, Bi POPSG. High-Flow Nasal Oxygen vs Noninvasive Positive Airway Pressure in Hypoxemic Patients After Cardiothoracic Surgery: A Randomized Clinical Trial. JAMA 2015;313:2331-2339.

43. Stephan F. High-Flow Nasal Oxygen Therapy for Postextubation Acute Hypoxemic Respiratory Failure—Reply. JAMA 2015;314:1644-1645.

44. Futier E, Paugam-Burtz C, Godet T, Khoy-Ear L, Rozencwajg S, Delay JM, Verzilli D, Dupuis J, Chanques G, Bazin JE, Constantin JM, Pereira B, Jaber S, investigators Os. Effect of early postextubation high-flow nasal cannula vs conventional oxygen therapy on hypoxaemia in patients after major abdominal surgery: a French multicentre randomised controlled trial (OPERA). Intensive Care Med 2016;42:1888-1898.

45. Roca O, Riera J, Torres F, Masclans JR. High-flow oxygen therapy in acute respiratory failure. Respir Care 2010;55:408-413.

46. Rittayamai N, Tscheikuna J, Rujiwit P. High-flow nasal cannula versus conventional oxygen therapy after endotracheal extubation: a randomized crossover physiologic study. Respir Care 2014;59:485-490.

47. Brotfain E, Zlotnik A, Schwartz A, Frenkel A, Koyfman L, Gruenbaum SE, Klein M. Comparison of the effectiveness of high flow nasal oxygen cannula vs. standard non-rebreather oxygen face mask in post-extubation intensive care unit patients. Isr Med Assoc J 2014; 16: 718-722.

48. Hernandez G, Vaquero C, Gonzalez P, Subira C, Frutos-Vivar F, Rialp G, Laborda C, Colinas L, Cuena R, Fernandez R. Effect of Postextubation High-Flow Nasal Cannula vs Conventional Oxygen Therapy on Reintubation in Low-Risk Patients: A Randomized Clinical Trial. JAMA 2016;315:1354-1361.

49. Thille AW, Boissier F, Ben-Ghezala H, Razazi K, Mekontso-Dessap A, Brun-Buisson C, Brochard L. Easily identified at-risk patients for extubation failure may benefit from noninvasive ventilation: a prospective before-after study. Crit Care 2016;20:48.

50. Rochwerg B, Brochard L, Elliott MW, Hess D, Hill NS, Nava S, Navalesi PMOTSC, Antonelli M, Brozek J, Conti G, Ferrer M, Guntupalli K, Jaber S, Keenan S, Mancebo J, Mehta S, Suhail Raoof Members Of The Task Force. Official ERS/ATS clinical practice guidelines: noninvasive ventilation for acute respiratory failure. Eur Respir J 2017;50(2):1602426.

# 7. NHF-Therapie bei speziellen Situationen und Krankheiten

## 7.1. Einführung

Schon bald nach Einführung der nasalen High-Flow-Therapie (NHF) auf Intensivstationen stellte sich heraus, dass diese Technik auch in bestimmten Umgebungen und Situationen eingesetzt werden konnte, die nicht mit einem akuten hypoxämischen Atemversagen auf der Intensivstation zusammenhängen. In diesem Kapitel werden diese Möglichkeiten beschrieben und die vorhandene Literatur überprüft und diskutiert.

## 7.2. Notaufnahme

Da das hypoxämische Atemversagen ein häufiger Grund für eine Vorstellung in der Notaufnahme ist und als symptomatische Erstbehandlung die Verabreichung von Sauerstoff notwendig macht, ist es sinnvoll zu beurteilen, ob eine NHF-Anwendung bei Notfall-Patienten unter diesen Umständen überhaupt von Vorteil sein kann. Mehrere Studien haben sich speziell mit diesem Thema befasst. Die erste Studie, die die Wirksamkeit des NHF in der Notaufnahme untersuchte, war eine kleine Beobachtungsstudie unserer Gruppe [1]. Ziel war es, den Einsatz des Gerätes und die Wirksamkeit des Verfahrens im Zusammenhang mit Atemversagen in der Notaufnahme zu bewerten. Es wurden Patienten mit akutem Atemversagen, die >9 l/min Sauerstoff benötigten oder die trotz Sauerstofftherapie anhaltende Dyspnoe aufwiesen, eingeschlossen. Eine Lungenentzündung war die häufigste Ursache für das Atemversagen. Die Ergebnisse zeigten, dass ein NHF eine schnelle Linderung der Dyspnoeanzeichen ermöglichte, was durch die Abnahme der Dyspnoe-Scores bestätigt wurde: Sowohl der Borg-Score als auch die visuelle Analogskala zeigten innerhalb der ersten 15 Minuten eine signifikante Verbesserung. Darüber hinaus entwickelten sich Atmungsparameter wie Atemfrequenz und Sauerstoffsättigung im Zeitverlauf ähnlich positiv. Als die Pflegekräfte schließlich anhand eines Fragebogens nach ihrer Meinung zum Gerät gefragt wurden, bewerteten sie NHF sowohl hinsichtlich der Effizienz als auch der Benutzerfreundlichkeit positiv, und eine Mehrheit bevorzugte dieses Gerät gegenüber Standard-Sauerstoff, um die Patienten zu behandeln. Somit zeigte diese Studie erstmals, dass NHF eine sofortige und anhaltende Verbesserung der Sauerstoffversorgung und des Atemstatus von Patienten mit Atemnot im Notaufnahmebereich bewirkte.

Unsere Ergebnisse wurden von Rittayamai et al. [2] bestätigt, wo 40 Patienten randomisiert während eines Zeitraums von einer Stunde in der Notaufnahme entweder NHF oder konventionellen Sauerstoff erhielten. Ähnlich wie in unserer Studie weisen ihre Ergebnisse auf eine signifikante Abnahme der Dyspnoe und einen verbesserten Komfort unter NHF hin. Die Aussagekraft der Ergebnisse ist jedoch durch die kurze Therapiedauer (nur eine Stunde) und das verwendete NHF-Flussniveau (35 l/min) begrenzt. Es sollte daher durch eine randomisierte kontrollierte Studie (RCT) bestätigt werden, ob eine derart rasche Linderung der Atemnot mit schneller Korrektur der Hypoxämie die Notwendigkeit einer Aufnahme auf der Intensivstation und der Eskalation der Therapie (Intubation und mechanische Beatmung) im Vergleich zum Standard-Sauerstoff mittels NHF tatsächlich zu erreichen ist.

Zwei in der Folge veröffentliche Studien haben diesen wichtigen Punkt untersucht. Bell et al. führten eine RCT in zwei Krankenhaus-Notaufnahmen in Australien durch [3]. Die Einschlusskriterien waren recht weit gefasst, da jeder Patient mit Atemnot und einer Atemfrequenz von mehr als 25 Atemzügen/min in Kombination mit einer Pulsoximetrie unter 93 %, der (entweder invasiv oder nicht invasiv) keine sofortige Beatmung benötigte, eingeschlossen werden konnte. Die Patienten wurden dann randomisiert, um entweder eine konventionelle Sauerstofftherapie oder NHF zu erhalten. Die primären Endpunkte waren entweder eine 20%ige Verringerung der Atemfrequenz des Patienten oder eine Eskalation der Beatmungsunterstützung (Umstellung auf NIV oder invasive mechanische Beatmung). Einhundert Patienten wurden randomisiert. Wichtig ist hierbei, dass ein bemerkenswerter Anteil der Patienten (45 %) eine COPD-Exazerbation als Hauptursache für das Atemversagen aufwies. Die Ergebnisse zeigten einen größeren

Anteil von Patienten mit einer um 20 % verringerten Atemfrequenz bei den mit NHF behandelten Patienten im Vergleich zu denen, die Standard-Sauerstoff erhielten, und konsistent eine geringere Anzahl von Patienten, die eine Eskalation der Beatmungsunterstützung benötigten (2 vs. 10 in der Standard-Sauerstoffgruppe). Die sekundären Ergebnisse zeigten ebenfalls Tendenzen in Richtung NHF (Verringerung des Borg-Scores und Verbesserung des Patientenkomforts). Auf den ersten Blick scheinen diese Studie und ihre Ergebnisse eine klare Antwort auf die Frage zu geben, die wir in unserer Pilotbeobachtungsstudie aufgeworfen hatten: Kann die frühzeitige NHF-Anwendung den weiteren Verlauf von Patienten mit Atemversagen beeinflussen oder nicht? Dazu müssen jedoch einige Bemerkungen gemacht werden. Erstens schließt der sehr hohe Anteil von Patienten mit einer zugrunde liegenden obstruktiven Lungenerkrankung (>70 %) und einer Exazerbation als Grund für die Überweisung in die Notaufnahme eine eindeutige Antwort darauf aus, ob bei Patienten mit hypoxämischem Atemversagen die gleichen Ergebnisse gefunden worden wären oder nicht. Zweitens und in der gleichen Argumentation weist diese Patientenpopulation niedrige Intubationsraten auf, so dass wir nicht wissen, ob der Unterschied in der Notwendigkeit einer Eskalation der Beatmungsunterstützung dann auch bei Patienten mit stärkerer Hypoxämie auftreten würde. Schließlich war die Anzahl der auf die Intensivstation verlegten Patienten in beiden Gruppen ähnlich, was angesichts der Wirkung von NHF auf die primären Endpunkte eher unlogisch ist. Eine mögliche Erklärung ist, dass – obwohl die Anzahl der Patienten, die eine Therapieeskalation benötigten, unterschiedlich war, – der Bedarf einer Intubation in beiden Gruppen ähnlich war. Eine weitere von den Autoren vorgebrachte Erklärung war, dass die Richtlinien für die Aufnahme auf eine Intensivstation von Zentrum zu Zentrum unterschiedlich waren, was dazu beigetragen haben könnte, dass einige Patienten in den jeweiligen Notaufnahmen behandelt wurden, die anderswo auf die Intensivstation aufgenommen worden wären. Dies ist ein wichtiger Aspekt der NHF-Anwendung in der Notaufnahme, den wir weiter diskutieren werden. In jedem Fall bietet diese Studie eine wichtigen – unbeabsichtigten(?) – Nebenbefund: Es zeigte sich eine vorteilhafte NHF-Wirkungen bei Patienten mit COPD-Exazerbation. Diese Patienten wurden aus Angst vor einer Verschlechterung der $CO_2$-Retention sehr häufig von früheren NHF-Studien im Intensivbereich ausgeschlossen.

Der generelle NHF-Einsatz bei COPD-Patienten wird in Kap. 3.4.3. besprochen.

Die zweite RCT, die den NHF-Einsatz in der Notaufnahme untersuchte, war die HOT-ER-Studie [4]. In dieser Studie wurden Patienten mit akuter Atemnot (definiert als Atemfrequenz >22 Atemzüge/min und Pulsoximetrie unter 92 %) randomisiert, um entweder Standard-Sauerstoff oder NHF zu erhalten. Der primäre Endpunkt war die Notwendigkeit einer NIV oder invasiven Beatmung. Diese Studie zeigte unter NHF-Anwendung keine Verringerung bei der notwendigen Umstellung auf NIV oder invasive mechanische Beatmung. Doch auch bei dieser Studie müssen einige spezielle Aspekte angesprochen werden. Wie von den Autoren selbst anerkannt, besteht deren Haupteinschränkung darin, dass die ursprünglich geschätzte Stichprobengröße nicht erreicht wurde. Der Bedarf an NIV und Intubation war weit geringer als erwartet. Darüber hinaus wurde eine bemerkenswerte Anzahl von Patienten gar nicht erst eingeschlossen und erhielt direkt NIV, da der verantwortliche Arzt der Ansicht war, dass die Patienten dafür zu krank waren. Obwohl wir nicht über die Verzögerung zwischen der Aufnahme in die Notaufnahme und der in die Studie informiert sind, scheint es so gewesen zu sein, dass sich der Zustand der Patienten zwischen der erstmaligen Aufnahme und der in die Studie erheblich verbessert hatte. Nach Jones at al. [4] waren Patienten weniger schwer krank, wenn sie randomisiert wurden. Es ist daher sicherlich gut vorstellbar, dass der Nutzen des NHF-Einsatzes bei früherer Applikation größer gewesen wäre. Zusammengefasst kommen die Autoren zu dem Schluss, dass ihre Berechnung der Stichprobengröße ungenau war. Bei den aktuellen primären Outcome-Raten der Studie wären 900 Patienten erforderlich gewesen, um einen Unterschied aufzuzeigen, aufgenommen wurden jedoch nur 303. Die statistische Power der Studie ist somit eindeutig unzureichend. Entgegen der gängigen Interpretation ist sie daher auch keine negative Studie zu NHF im Notaufnahmebereich. Die Resultate müssen stattdessen als schlichtweg nicht schlüssig interpretiert werden. Diese Punkte werfen die Frage nach der Wahl eines geeigneten primären Endpunktes für NHF-Studien in der Notaufnahme auf. Da die Eskalationsraten der Beatmungsunterstützung niedrig sind, ist der notwendige Bedarf einer NIV und/oder Intubation jedenfalls kein als primärer Endpunkt geeigneter Parameter. Die Verlegung auf Intensivstationen scheint besser geeignet zu sein, vorausgesetzt, dass in allen teilnehmenden Zentren strenge Kriterien für die Aufnahme auf Station und Intensivstation angewendet werden.

Noch eine letzte Studie zu NHF im Notaufnahmebereich verdient hier Erwähnung. Jeong et al. [5] überprüften die Daten von Patienten in Notaufnahmen, die über einen zurückliegenden Zeitraum von 3 Jahren NHF erhalten hatten. Sie analysierten ihre Daten in Abhängigkeit vom Vorhandensein oder Nichtvorhandensein einer Hyperkapnie bei der ersten arteriellen Blutgasanalyse, die in der Notaufnahme durchgeführt wurde. Der primäre Endpunkt waren Veränderungen bei der Blutgasanalyse, die vor und nach der NHF-Therapie beobachtet wurden. Die Patientenpopulation wurde dazu in hyperkapnische und nicht hyperkapnische Patienten eingeteilt, obwohl zwei Drittel der nicht hyperkapnischen Patienten eine zugrunde liegende COPD hatten. Interessanterweise fanden die Autoren heraus, dass die NHF-Anwendung bei Patienten mit anfänglicher Hyperkapnie (von 73,2 [±20,0] auf 67,2 [±23,4] mmHg, $p<0{,}02$) zu einer signifikanten Abnahme des $p_aCO_2$, bei Patienten ohne Hyperkapnie hingegen zu keiner Veränderung führte. Die Sauerstoffversorgung verbesserte sich in beiden Gruppen signifikant ($p_aO_2$-Anstieg von 64,7 (±33,3) auf 80,0 (±31,4) mmHg, $p<0{,}01$). Die klinische Verbesserung war weniger ausgeprägt (die Atemfrequenz nahm nur in der hyperkapnischen Gruppe signifikant ab), möglicherweise, weil der NHF erst einige Stunden nach der Aufnahme angewendet wurde. Wäre diese Verzögerung kürzer gewesen, wäre der klinische Nutzen möglicherweise eindeutiger ausgefallen. Dieser letzte Punkt unterstreicht die Notwendigkeit einer frühzeitigen NHF-Anwendung sowohl in der Notaufnahme als auch der Intensivstation. Wie bei der Studie von Bell et al. [3] sprechen auch die hier gewonnenen Daten speziell für die NHF-Anwendung bei COPD-Patienten.

### 7.2.1. Wichtige Fragestellungen

Es gibt einen möglichen Nachteil bei der NHF-Anwendung im Notfallbereich, der in diesen Studien nicht speziell angesprochen wird, obwohl wir die Frage in einer Antwort [6] auf einen Kommentar zu unserer Studie [1] aufgeworfen hatten und bei Bell et al. [3] darauf hingewiesen wurde. Es betrifft das *Follow-up* dieser Patienten. Es ist vorstellbar, dass der Allgemeinzustand eines erheblichen Anteils der Patienten mit akuter Atemnot, die sich in einer Notaufnahme vorstellen, mittels NHF zunächst einmal signifikant verbessert wird. Es besteht damit zwar kein Bedarf mehr für die Aufnahme auf eine Intensivstation, allerdings sind die Betroffenen immer noch zu schwach, um die Notaufnahme in Richung einer Normalstation zu verlassen. Dies ist mehr eine Frage interner Regularien für die Aufnahme auf der Intensiv- und Normalstation. Ärzte, die NHF zukünftig verstärkt in der Notaufnahme einsetzen möchten, sollten sich dieses potenziell schwierigen Dilemmas bewusst sein. Es wirft auch andere wichtige Fragen auf hinsichtlich der NHF-Verwendung auf den allgemeinen Stationen, der Überwachung von Patienten unter NHF außerhalb der Intensivstation, der Anzahl der verfügbaren Geräte und des NHF-Weanings. Auch darf der Aspekt von Patienten, die außerhalb der Intensivstation mit NHF behandelt wurden, nicht übersehen werden, da die verfügbaren Daten darauf hindeuten, dass diese Patienten eine schlechtere Prognose haben, wenn sich ihr Zustand verschlimmert. Das Nichterkennen von Patienten, die von NHF auf invasive mechanische Beatmung umgestellt werden müssen, ist in der Tat mit einer schlechteren Prognose verbunden [7, 8].

Ein zweiter Aspekt, der Beachtung verdient, ist die Verzögerung, mit der NHF bei Patienten angewendet wird, die sich in der Notaufnahme mit Atemversagen präsentieren, und deren Auswirkungen auf das Patienten-Outcome. Daten der Studie von Jeong et al. [5] zeigen, dass NHF erst einige Stunden nach der Notaufnahme angewendet wurde. Wie oben erwähnt, deuten Daten aus der HOT-ER-Studie darauf hin, dass zwischen der Überweisung des Patienten und dem Start des Geräts eine gewisse Verzögerung aufgetreten ist (zwischen Aufnahme und Studieneinschluss war ein Rückgang der Atemfrequenz um vier Punkte zu verzeichnen). Intuitiv würde man erwarten, dass je früher die Anwendung des Geräts erfolgt, desto schneller die Linderung der Atemnot und desto geringer die Notwendigkeit einer Eskalation der Beatmungsunterstützung wäre. Der Zeitrahmen für die Anwendung der Therapie kann eine wichtige Variable sein, die bei der Analyse der Ergebnisse klinischer Studien zu bewerten und zu berücksichtigen ist.

### 7.2.2. Implikation für zukünftige Forschung

Der NHF wird höchstwahrscheinlich im Notaufnahmebereich genauso an Popularität gewinnen wie auf der Intensivstation. Aufgrund der Verfügbarkeit der Geräte und der genauen Anforderungen an die Überwachung ist eine angemessene Patientenauswahl erforderlich. Aufgrund der erheblichen Unterschiede zwischen konventionell abgegebenem und NHF-Sauerstoff hinsichtlich einer effektiven $FiO_2$-Abgabe sowie der Linderung der Atemnot, der Toleranz, des Komforts und Qualität der Gaskonditionierung (Wärme und Feuchtigkeit) ergibt sich die Frage, ob der NHF zum neuen Standard für die Sauerstoffabgabe werden sollte – eine Überlegung, die wir ausdrücklich unterstützen [6].

## 7.3. Apnoe-Oxygenierungs- und Intubationsprozess

Die tracheale Intubation kritisch kranker Patienten ist mit einem hohen Risiko für respiratorische und hämodynamische Komplikationen verbunden. Dazu zählen eine deutliche $O_2$-Entsättigung von <80 %, eine hämodynamische Instabilität und hin und wieder auch Fälle eines Herzstillstandes. Diese Komplikationen treten trotz einer angemessen durchgeführten Präoxygenierung auf, was darauf hindeutet, dass das Verfahren möglicherweise nicht so effizient ist wie im OP, um eine Entsättigung während der Intubation der Luftröhre zu verhindern [9]. Die NIV-Anwendung als Mittel zur Präoxygenierung hat sich als wirksam erwiesen, um die Zahl der Entsättigungen im Vergleich zur herkömmlichen Sauerstoffversorgung via Gesichtsmaske zu verringern. Trotzdem weist die NIV als Mittel zur Präoxygenierung auch mehrere Nachteile auf. Erstens gibt es eine Reihe von Kontraindikationen für die Anwendung bei kritisch kranken Patienten. Darüber hinaus könnte, wie bei der konventionellen Präoxygenierung via Gesichtsmasken, auch hier das Fehlen eines Oxygenierungsgeräts während der Apnoe-Phase bei stark hypoxämischen Patienten für Entsättigungen verantwortlich sein. Obwohl gezeigt wurde, dass NIV besser präoxygeniert als herkömmlicher Sauerstoff [10], trat in dieser Studie bei 7 % aller Anwendungen immer noch eine Entsättigung unter 80 % und bei 15 % unter 90 % auf. Obwohl die NIV einen großen Durchbruch beim Reduzieren von Entsättigungsepisoden darstellte, gab es dennoch Raum für Verbesserungen. Bald nach der Einführung des NHF bei kritisch kranken Erwachsenen wurde deutlich, dass dieser bei Patienten, die eine orotracheale Intubation benötigten, eine Rolle spielen wird [11]. Der Hauptvorteil des NHF während des gesamten Intubationsverfahrens besteht darin, dass während der Apnoe des Patienten die Sauerstoffversorgung sichergestellt wird [9]. 2016 wurden verfügbare Studien zur Frage des NHF-Einsatzes zur Präoxygenierung kritisch kranker Patienten, die eine dringende orotracheale Intubation benötigen, überprüft [9]. Obwohl es einige Diskrepanzen zwischen den Studien gibt, sprechen die Gesamtergebnisse für eine NHF-Verwendung.

In einer ersten Single-Center-Vorher-Nachher-Studie wurde der NHF mit einer herkömmlichen Präoxygenierungsmethode verglichen [12]. Der NHF wurde hierbei mit einem Fluss von 60 l/min und einer 100%igen $FiO_2$ angewendet und der auf herkömmliche Weise gegebene Sauerstoff mit einer Gesichtsmaske mit einem Sauerstofffluss von 15 l/min sowie von 6 l/min über einen während der Apnoe-Periode aufrechterhaltenen Nasopharynxkatheter bereitgestellt. Die 101 eingeschlossenen Patienten wiesen dabei eine breite Palette von Intubationsindikationen auf. Die Arbeitsgruppe fand heraus, dass NHF mit einer geringeren Entsättigungsrate assoziiert war (höherer medianer $S_pO_2$-Wert [Sauerstoffsättigung] während des Intubationsprozesses und weniger starke Entsättigung unter 80 % als im konventionellen Arm) [12].

Eine andere Studie kam zu abweichenden Ergebnissen [13]. Diese Arbeitsgruppe verglich NHF mit einer herkömmlichen Sauerstoff-Gesichtsmaske in einer multizentrischen RCT, die an 124 Patienten mit hypoxämischem akutem Atemversagen durchgeführt wurde, bei denen eine Trachealintubation erforderlich war [13]. Die Autoren fanden keinen Unterschied bei der mittleren niedrigsten

Sättigung und der Anzahl der Entsättigungen unter 80%, der Anzahl der schwierigen Intubationen, der Intubationsschwierigkeitsskala oder der Anzahl der intubationsbedingten unerwünschten Ereignisse. Bemerkenswerterweise war die Hypoxämie bei den Patienten in dieser Studie im Vergleich zu der oben genannten schwerer ausgeprägt. Da eine größere Anzahl von Patienten in der NHF-Gruppe bereits NHF oder NIV erhielt, ist es mehr als wahrscheinlich, dass in dieser Gruppe Hypoxämie und Atemversagen schwerer waren. Schließlich gibt es auch keinerlei Hinweis auf eine angemessene Kieferöffnung[13], was darauf hindeutet, dass die Voraussetzungen für eine optimale Sauerstoffversorgung bei der Apnoe möglicherweise nicht bei allen Patienten erfüllt waren [9].

Dies ist sehr wahrscheinlich auch der Fall in einer anderen "negativen" randomisierten kontrollierten Single-Center-Studie [14], in der 150 Patienten während der Apnoe-Phase entweder auf einen Fluss von 15 l/min, 100 % Sauerstoff oder keine Sauerstoffversorgung randomisiert wurden. Zwischen den Armen wurde kein Unterschied im Auftreten gravierender Entsättigungen festgestellt. Auch fehlt der Hinweis auf das Aufrechterhalten der Funktion der oberen Atemwege, wobei dies eindeutig keine Studie zur Apnoe-Sauerstoffanreicherung mit "hohem" Durchfluss war, da lediglich eine Flussrate von 15 l/min abgegeben wurde. In einer kürzlich durchgeführten randomisierten kontrollierten Studie wurden 40 Patienten mit Atemstillstand entweder einer Gesichtsmasken-Sauerstofftherapie oder einer NHF-Therapie unterzogen [15]. Während sich das mittlere niedrigere $S_pO_2$ zwischen den Armen nicht unterschied, fiel das $S_pO_2$ während der Apnoe-Phase in der Gesichtsmaskengruppe signifikant ab, wohingegen in der NHF-Gruppe keine signifikante Abnahme beobachtet wurde, was die Gründe für den NHF-Einsatz während der Apnoe-Phase bestätigte. Schließlich stimmen auch mehrere Studien bei der prähospitalen Versorgung oder in der Notaufnahme hinsichtlich der vorteilhaften Auswirkungen bei der Sauerstoffversorgung unter Apnoe überein, um so eine Entsättigung während der Intubation kritisch Kranker zu verhindern (Übersicht in [9]). Somit gibt es zahlreiche Belege für die hohe Patientensicherheit des NHF. Die verbleibenden Fragen lauten wie folgt: Ist die NIV dem NHF beim Verhindern einer Entsättigung während der Intubation überlegen, und gibt es einen Vorteil bei der Kombination beider Techniken?

Die erstere Frage wurde in der FLORALI2-Studie [17] behandelt, in der 320 Patienten randomisiert wurden, um entweder NHF oder NIV als Präoxygenierungsstrategie zu erhalten. Primärer Endpunkt war die Inzidenz einer starken Entsättigung ($S_pO_2$ <80%). Es gab hierbei keinen Unterschied zwischen den beiden Strategien (23 % mit NIV vs. 27 % mit NHF) bei der Gesamtkohorte. Bei Patienten mit mittelschwerer bis schwerer Hypoxämie ($p_aO_2/FiO_2 \leq 200$ mm Hg) trat eine Entsättigung von <80 % nach Präoxygenierung unter NIV weniger häufig als unter NHF auf (24 % vs. 35 %, p= 0,046). Schwerwiegende unerwünschte Ereignisse unterschieden sich zwischen den beiden Gruppen nicht.

Die letztere Frage wurde von der OPTINIV-Studie beantwortet [16]. Diese Studie zielte darauf ab, NIV allein mit der Kombination NIV + NHF zu vergleichen. Die Patienten waren deutlich hypoxämisch (in der NHF-Gruppe etwas schwerer). Dennoch berichten die Autoren über das Fehlen eines $S_pO_2$-Abfalls während der Apnoe-Phase in der NIV + NHF-Gruppe, der in der NIV-Gruppe hingegen signifikant ausgeprägt war. Darüber hinaus wurde während des Intubationsverfahrens ein signifikanter Unterschied im niedrigsten $S_pO_2$ zugunsten der NIV + NHF-Gruppe festgestellt. Kein Unterschied wurde dagegen in Bezug auf unerwünschte Ereignisse im Zusammenhang mit dem Intubationsverfahren oder bei den Langzeitereignissen festgestellt.

### 7.3.1. Wichtige Fragestellungen

Da die oben erwähnte FLORALI2-Studie eine Patientenstratifizierung hinsichtlich der $p_aO_2/FiO_2$-Ratio in ihr Design einbezog, kann sie nützliche Informationen zur NHF-Verwendung liefern [17]. Patienten mit mittelschwerer bis schwerer Hypoxämie ($p_aO_2/FiO_2 \leq 200$ mm Hg) sollten von einer NIV-Anwendung (oder der Zugabe) profitieren. Es könnte hierbei noch untersucht werden, ob die Verfeinerung dieses cut-off-Wertes, der ziemlich weit gefasst ist, von Nutzen sein könnte oder nicht. Dahinter steht die Idee, dass diese Patienten mit einem $PaO_2/FiO_2$ innerhalb dieser Population zweifellos eine NIV-NHF-Kombination benötigen würden, wie in der OPTINIV-Studie gezeigt [16].

## 7.4. Aerosolapplikation

Mit der Frage der Aerosolabgabe mittels NHF haben sich nur wenige Studien befasst [18], obwohl es eine Reihe von Problemen gibt, die die Arzneimittelabgabe erheblich beeinflussen, wodurch die Arzneimittelkonzentration im Kreislauf oder in den proximalen oberen Atemwegen erhöht wird. Dazu gehören der Fluss, das Atmungsmuster, die Befeuchtung und die Position des Zerstäubers im Kreislauf. Wir werden uns hier nur auf solche Studien konzentrieren, in denen Einstellungen und Parameter für Erwachsene bewertet werden (☞ Tab. 7.1). Eine der ersten dazu veröffentlichten war von Perry et al., in der die in vitro inspirierte Dosis- und Partikelgrößenverteilung von Albuterol untersucht wurde, das von einem Vernebler mit vibrierendem Netz durch das befeuchtete Nasenkanülensystem mittels High-Flow (Vapotherm, Stevensville, MD) abgegeben wurde [19]. Die gemessene inspirierte Dosis (in Prozent einer nominalen Dosis von vernebeltem Albuterol [2,5 mg/3 ml]) betrug 2,5 %, 0,8 %, 0,4 % und 0,2 % für die Kanüle für Erwachsene bei Flussraten von 5, 10, 20 und 40 l/min. Hierbei zeigte sich eine signifikante Abnahme der eingeatmeten Dosis mit zunehmenden Flussraten. Die Autoren kamen zu dem Schluss, dass diese Dosen "niedriger waren als die Menge, die für ein klinisches Ansprechen erwartet wurde" [19]. Bemerkenswert ist jedoch, dass sie den Vernebler direkt vor der Nasenkanüle platzierten – eine Position, die die Arzneimittelabgabe erheblich beeinflussen kann. In der Tat haben Reminiac, Ehrmann und ihr Team aus Tours in Frankreich in mehreren sorgfältig konzipierten Studien versucht, den jeweiligen Einfluss verschiedener Faktoren auf eine Arzneimittelabgabe zu ermitteln. In einer ihrer ersten Arbeiten [20] untersuchten sie im Bench-Modell die Massen- und Partikelgrößenverteilung eines Aerosols, das von Verneblern, die an verschiedenen Positionen im Kreislauf platziert wurden, aus der Nasenkanüle emittiert wurde. Anhand der besten Position bewerteten sie die Auswirkungen verschiedener Flüsse und simulierten damit Atmungsmuster. Sie fanden heraus, dass ein Vernebler, der vor der Befeuchtungskammer angeordnet war, die größte inhalierbare Masse ergab. An dieser Position beobachteten sie, dass eine Erhöhung des NHF-Flusses von 30 auf 60 l/min die Menge des abgegebenen Arzneimittels verringerte, während ein Atmungsmuster, das eine Dyspnoe nachahmt (45 l/min inspiratorischer Fluss) mit einer höheren Arzneimittelabgabe und mit geringerer Leckage zwischen Kanüle und Nasenlöchern einherging als Ruheatmung mit 15 l/min Inspirationsfluss. Diese recht elegante Studie liefert mehrere wichtige Botschaften. Erstens zeigt sie überzeugend, dass eine Aerosoltherapie während einer NHF-Anwendung möglich ist und damit eine pharmakologisch relevante Menge an Arzneimitteln die Lunge erreichen kann. Zweitens wird die Bedeutung der Einstellungen für die Menge des während der NHF-Aerosoltherapie abgegebenen Arzneimittels hervorgehoben. Drittens weist die Studie darauf hin, dass hohe Flüsse mit einer geringeren Arzneimittelabgabe verbunden sind. Diese Verringerung wird jedoch im Zusammenhang mit einem hohen inspiratorischen Fluss, wie er bei Atemnot auftritt, abgeschwächt. Bemerkenswerterweise waren die Parameter, die verwendet wurden, um das Stressmuster und den hohen Inspirationsfluss zu erreichen, ein hohes Atemzugvolumen (750 ml) und eine Atemfrequenz von 30 Atemzügen pro Minute. Man könnte argumentieren, dass ein solches Atemzugvolumen möglicherweise nicht sehr repräsentativ für das schnelle flache Atmungsmuster vieler Patienten mit einem akuten Atemversagen ist. Inwieweit die mit dieser Bench-Studie erzielten Ergebnisse exakt das widerspiegeln, was bei einer klinischen Studie erreicht worden wäre, ist unklar. Aus diesem Grund hat dasselbe Team eine prospektive klinische kontrollierte Studie gestartet, in der untersucht wird, ob die in vitro gemessene theoretische Aerosolabgabe in die Lunge auch zu einer therapeutischen Wirkung führt. Geplant ist, 25 Patienten mit einer dokumentierten reversiblen Obstruktion des Luftstroms einzubeziehen. Diese Patienten sollen 2,5 mg Albuterol erhalten, das über NHF vernebelt wird und wo der Zerstäuber vor der Befeuchtungskammer angeordnet ist. Die gleiche Dosis wird mit einem Standard-Gesichtsmasken-Strahlvernebler und einer Scheinverneblung aerosolisiert, wobei letztere zwar an den NHF-Kreislauf angeschlossen werden, aber kein Arzneimittel erhält. Dies erfolgt in zufälliger Reihenfolge, und die Patienten werden vor und nach jeder Maßnahme Lungenfunktionstests unterzogen (NHF-Verneblung, konventionelle Verneblung und Placebo). Zwischenergebnisse für 6 Patienten wurden in abstrakter Form bei der *Interna-*

| Autoren | Design | Patienten | Getestete Geräte | Wirkstoff | Ergebnisse | Kommentar |
|---|---|---|---|---|---|---|
| Reminiac et al. [20] | Bench-Studie (anatomisches Modell) der Abgabe von Salbutamol nach<br>• Position des Verneblers<br>• Flussrate (30, 45, 60 l/min)<br>• Atemmuster<br>• Mundöffung | Vergleichsstudie | Optiflow™ High-Flow-System und Netzvernebler (AeroNeb Solo®) oder Düsenvernebler (MicroMist™ Vernebler oder Micro Cirrus™ Vernebler) | Salbutamol | • Effektivste Position vor der Befeuchtungskammer<br>• Bessere Arzneimittelabgabe bei geringem Durchfluss (30 l/min), Atemmuster mit simulierter Atemnot und bei geschlossenem Mund | |
| Perry et al. [19] | Bench-Studie (zugeführte Dosen und Partikelgröße) von Albuterol nach<br>• Model des Nasen-Interface<br>• Flussrate (5, 10, 20, 40 l/min am Erwachsenenmodell) | Vergleichsstudie | Vapotherm™ High-Flow-System und Netzvernebler (AeroNeb Solo®) | Albuterol | • Zugeführte Dosen nahmen mit kleineren Kanülen und steigenden Flussraten ab<br>• Mittlere Partikelgröße unter 5 µm für alle getesteten Modalitäten | Position des Zerstäubers am Ende des beheizten Zufuhrrohrs |
| Bräunlich et al. [21] | Prospektive randomisierte unverblindete klinische Single-Center-Interventionsstudie | 30 mit stabiler COPD | Verbesserter Düsenvernebler und TNI softFlow 50-Gerät | Salbutamol 1,25 mg und Ipratropiumbromid 500 µg Lösung | • Lungenfunktionsparameter<br>• Beide verschiedene Arten der kombinierten Inhalation von Bronchodilatatoren führten zu weitgehend vergleichbaren Veränderungen bei FVC, $FEV_1$, $FEV_1$ %FVC, Rtot, TLC, RV und RV %TLC | Erste Studie an erwachsenen Patienten mit COPD zur Bewertung von Änderungen der Lungenfunktionsparameter während der Aerosolabgabe, angepasst an ein NHF-Gerät |
| NCT0251946: Bewertung der Aerosolverteilung in den Lungen mittels NHF bei gesunden Erwachsenen (Brasilien) | Randomisierte humane Studie mit Cross-Over-Zuordnung bei gesunden Probanden, verteilt in 3 Gruppen nach<br>• Flussrate (10, 30 oder 50 l/min)<br>• Sauerstofferwärmung ja/nein | 25 | Optiflow™ High-Flow-System und Aerogen-Vernebler | Diethylentriaminpentaessigsäure mit radioaktivem Technetium | • Radioaerosol-Ablagerungsindex in den Lungen | Status unbekannt |

***Tab. 7.1:*** Wichtigste veröffentlichte und unveröffentlichte Studien zur Aerosoltherapie während des NHF im Erwachsenenalter. **NHF**: nasale High-Flow-Sauerstofftherapie, **$FEV_1$**: 1-Sekunden-Kapazität, **$FEV_{1\ \%FVC}$**: Tiffeneau-Index, relative 1-Sekunden-Kapazität, **FVC**: Forcierte Vitalkapazität, **P0.1/PImax**: Respiratorische Kapazität, **Rtot**: Atemwegswiderstand, **RV**: Residualvolumen, **RV %TLC**: Residualvolumen in Prozent der totalen Lungenkapazität (TLC).

*tional Society of Aerosols in Medicine* vorgestellt. Die Autoren berichten über einen mittleren Anstieg der $FEV_1$ um 37 ± 26 % bei 4 der 6 Patienten nach Verneblung im NHF-Kreislauf. Diese vielversprechenden Ergebnisse müssen bei Patienten, die noch eingeschlossen werden müssen, sowie später bei Patienten mit akutem Atemversagen bestätigt werden. Prinzipiell ermöglicht diese Methode es jedoch Ärzten, die dazu bereit sind, ihren Patienten Bronchodilatatoren mittels NHF zu verabreichen. Schließlich hat eine 2017 durchgeführte Studie [21] Änderungen der Lungenfunktionsparameter bei erwachsenen Patienten mit COPD während der Aerosolabgabe untersucht, die an ein NHF-Gerät angepasst sind. Im Vergleich zu einem herkömmlichen Jetvernebler waren die Veränderungen der Lungenfunktionsparameter ähnlich, was darauf hindeutet, dass der NHF bei der Abgabe von Aerosolen an COPD-Patienten wirksam sein könnte [21].

## 7.5. Faseroptische Bronchoskopie

Wichtige Veränderungen der Lungenmechanik, des Gasaustauschs und der Hämodynamik treten während der faseroptischen Bronchoskopie kritisch kranker Patienten auf; insbesondere dann, wenn eine bronchoalveoläre Lavage (BAL) durchgeführt wird [22, 23], was zu einer anhaltenden Abnahme der Sauerstoffversorgung führt [24]. Bei nicht intubierten Patienten hat in diesem Umfeld die nicht-invasive Beatmung (NIV) die größte Aufmerksamkeit erhalten [2,3], um die Entsättigung zu begrenzen und die Sauerstoffversorgung während der BAL zu verbessern. Die NIV ist jedoch eine zeitaufwändige und anspruchsvolle Technik, und die dazu notwendige Schnittstelle behindert die Handhabung des Bronchoskops. Das Aufkommen des NHF auf der Intensivstation und die bei Patienten mit akutem Atemversagen beobachteten vorteilhaften Wirkungen haben die Ärzte veranlasst, die Verwendung des NHF auch während der faseroptischen Bronchoskopie zu testen. Bisher haben dies zwei RCTs bewertet. Lucangelo et al. [25] gehörten zu den ersten Autoren, die NHF während der Bronchoskopie mit BAL untersuchten. 45 Patienten wurden randomisiert, um entweder 40 l/min Sauerstoff durch eine Luftporenmaske oder aber 40 l/ min bzw. 60 l/min mittels NHF zu erhalten. Allen Patienten wurde eine niedrige Dosis Midazolam zur leichten Sedierung verabreicht. Die Sauerstoffparameter ($p_aO_2$, $p_aO_2/FiO_2$ und $S_pO_2$) waren bei den Patienten, die NHF mit 60 l/min erhielten, sämtlich signifikant höher als bei den beiden anderen Gruppen, die sich diesbezüglich nicht unterschieden. Interessanterweise unterschieden sich aber die gewonnenen Flüssigkeitsvolumina signifikant zwischen den beiden NHF-Gruppen und der Maskengruppe (zwischen 73 und 75 ml für die NHF-Gruppen und 43 ml für die Masken-Gruppe, $p<0{,}0005$). Bemerkenswert war auch, dass keiner dieser Patienten hypoxämisch war, da der mittlere $paO_2/FiO_2$-Ausgangswert in allen drei Gruppen über 300 lag. Aus diesem Grund ist diese Studie für das Feld des akuten Atemversagens nur von begrenztem Interesse. Simon et al. führten eine randomisierte kontrollierte Studie durch, in der NHF und NIV bei 40 hypoxämischen Patienten mit Atemversagen verglichen wurde, bei denen eine Bronchoskopie erforderlich war [26]. Sie fanden heraus, dass die NIV-Anwendung der von NHF in Bezug auf die Sauerstoffversorgung vor, während und nach der Bronchoskopie überlegen war; selbst dann, wenn das Verfahren bei allen bis auf einen Patienten in der NHF-Gruppe erfolgreich abgeschlossen wurde [26]. Der NHF kann in dieser Studie jedoch aus drei Gründen unter nachteiligen Umständen zur Anwendung gekommen sein. Erstens hatten Patienten, die randomisiert NHF erhielten, einen (wenn auch nicht signifikant) niedrigeren Ausgangswert der $paO_2/FiO_2$-Ratio. Zweitens (und was noch wichtiger ist) wurde die Bronchoskopie bei diesen Patienten peroral durchgeführt, wobei der Mund mit einem Bissblock offen gehalten wurde. Daher war der Überdruck bei diesen Patienten wesentlich verringert, wobei ein signifikanter Unterschied im Überdruck während der NHF zwischen offenem und geschlossenem Mund gemessen wurde. Schließlich erhielten alle Patienten Propofol, um die Verträglichkeit des Verfahrens zu verbessern. Während diese Art der Sedierung die NIV-Effizienz zweifellos verbesserte, bleibt ihre Auswirkung auf den NHF ungewiss und kann, wie von den Autoren anerkannt, in diesem Zusammenhang sogar schädlich gewesen sein. Aus all diesen Gründen ist es schwierig, aus dieser Studie zu schließen, ob eine NIV der NHF-Anwendung tatsächlich überlegen war oder nicht. Schließlich veröffentlichte unsere Gruppe kürzlich die Ergebnisse

| Autoren | Design | Patienten | Patientenparameter | Zeitintervall* (Patienten) | Ergebnisse | Kommentar |
|---|---|---|---|---|---|---|
| Simon et al. [26] | Monozentrische RCT: NHF vs NIV | n=40 | Mittlere Ausgangswerte $p_aO_2/FiO_2$-Ratio: <br>• NHF: 138 mmHg; NIV: 163 mmHg | • 8 Stunden (0) <br>• 24 Stunden (4) | • Bessere Sauerstoffversorgung unter NIV als unter NHF, jedoch kein Unterschied in der Anzahl der nachfolgenden Intubationen | Nachteilige Bedingungen für NHF: <br>• Bronchoskopie peroral bei offenem Mund und mit Aufbiss <br>• Niedrigerer $p_aCO_2$ und höherer pH-Wert im NHF-Arm <br>• Sedierung mit Propofol |
| Lucangelo et al. [25] | Monozentrische RCT: NHF (Fluss 40 oder 60 l/min) vs Venturi-Maske | n=45 | Mittlere Ausgangswerte $p_aO_2/FiO_2$-Ratio: <br>• Venturi: 322 mmHg <br>• NHF 40 l/min: 342 mmHg <br>• NHF 60 l/min: 350 mmHg | n/a | • Höhere Werte für $p_aO_2$, $p_aO_2/FiO_2$ und $SpO_2$ mit NHF 60 l/ min als in beiden anderen Gruppen <br>• Höheres BAL-Rückgewinnungsvolumen mit NHF | • Keine hypoxämischen Patienten <br>• Bronchoskopie peroral bei offenem Mund und mit Aufbiss <br>• Sedierung mit Midazolam |
| La Combe et al. [27] | Multizentrische Beobachtungskohorte von NHF-Patienten | n=30 | Mittlere Ausgangswerte $p_aO_2/FiO_2$-Ratio: 169 mmHg | • 8 Stunden (2) <br>• 24 Stunden (5) | • 5 Patienten benötigten Intensivierung der Beatmungsunterstützung <br>• Mediane $S_pO_2$-Werte -1 % nach BAL und +2 % 30 min danach. Kein Studienabbrecher | • Patienten mit hypoxämischer Ateminsuffizienz <br>• Nasale Bronchoskopie <br>• Keine Sedierung <br>• Hohe BAL-Ausbeute <br>• nicht randomisiert |
| NCT02606188: Modifizierte NHF-Sauerstoffgabe bei Patienten während einer Bronchoskopie (China) | Monozentrische randomisierte Studie: NHF vs konventioneller Sauerstoff | 136 erwartet | $S_pO_2$ >90 % | n/a | • Erfolgsrate der Bronchoskopie <br>• Gesamtdauer der Hypoxie | • noch keine Rekrutierung |

| Autoren | Design | Patienten | Patientenparameter | Zeitintervall* (Patienten) | Ergebnisse | Kommentar |
|---|---|---|---|---|---|---|
| NCT02253706: Sauerstoffgabe während einer Bronchoskopie: High-Flow- vs Low-Flow-Sauerstoff (Israel) | Monozentrische randomisierte Studie: NHF vs konventioneller Sauerstoff | 100 erwartet | n/a | n/a | • Sauerstoffsättigungs-Index 4 % (ODI4%)<br>• Kumulative $O_2$-Zeit <88 % (OCT88%)<br>• Anzahl der Bradykardie- und Tachykardieepisoden<br>• Veränderungen im ausgeatmeten endtidalen $CO_2$<br>• Patientenkomfort während Bronchoskopie | Status unbekannt |
| NCT01650974: Nasale High-Flow-Sauerstofftherapie bei Hochrisikopatienten mit Hypoxie während einer diagnostischen Bronchoskopie (Südkorea) | Monozentrische randomisierte Studie: NHF vs konventioneller Sauerstoff vs NHF-Gerät mit niedrigen Flusseinstellungen | 152 erwartet | • $p_aO_2$ <60mmHg oder<br>• $SpO_2$ <90 % in Raumluft und $SpO_2$ ≥95 % oder<br>• $p_aO_2$ ≥75 mmHg mit Low-Flow-Sauerstoff | n/a | • Erfolgsrate der Bronchoskopie<br>• Gesamtdauer der Hypoxie<br>• Hypoxiehäufigkeit<br>• Switch zu anderer $O_2$-Anwendung<br>• Veränderung der Atemwegsbeschwerden | noch keine Rekrutierung |

***Tab. 7.2:*** Wichtigste veröffentlichte und unveröffentlichte Studien zu NHF während der faseroptischen Bronchoskopie. **NIV**: nicht-invasive Beatmung, **NHF**: nasale High-Flow-Sauerstofftherapie, **BAL**: bronchoalveoläre Lavage, **n/a**: nicht verfügbar.
* zur Beurteilung der Notwendigkeit einer Forcierung der Beatmungsunterstützung (Anzahl der Patienten)

einer multizentrischen Beobachtungsstudie zur Verwendung von NHF während der Bronchoskopie mit BAL bei kritisch kranken Patienten [27]. Anstelle eines direkten Vergleichs mit NIV konzentrierte sich unser Interesse auf die Bewertung der Durchführbarkeit und Sicherheit des NHF im Hinblick auf seine mögliche Anwendung außerhalb der Intensivstation, um die Patientensicherheit während eines riskanten Verfahrens zu gewährleisten. Unter einer NIV, die ihre Wirksamkeit hinsichtlich des Ermöglichens einer Bronchoskopie sowie einer BAL bei Hypoxämie eindeutig gezeigt hat, wäre dies außerhalb der Intensivstation ohne spezielle(s) Ausrüstung, Personal und Umgebung nicht möglich. In unserer Studie wurde bei 30 Intensivpatienten mit hypoxämischem Atemversagen eine Bronchoskopie mit BAL und unter NHF durchgeführt. Wir fanden heraus, dass der NHF es ermöglichte, alle BAL-Verfahren ereignislos abzuschließen. Die BAL wurde dabei bemerkenswert gut vertragen, wobei ein Dyspnoe-Score erst eine Stunde nach dem Eingriff auf den Ausgangswert zurückkehrte. Bei dieser Kohorte von 30 Patienten war bei fünf Patienten eine forcierte Atemunterstützung innerhalb der ersten 24 Stunden erforderlich. Vier davon erhielten eine NIV, von denen einer eine orotracheale Intubation erforderte und einer direkt intubiert wurde. Wichtig ist, dass die Ergebnisse der BAL bei 63,3 % der Patienten dann auch signifikante therapeutische Maßnahmen ermöglichten. Im Gegensatz zur Studie von Simon et al. führten wir das Bronchoskop transnasal ein, wodurch die Nasenkanüle des NHF-Gerätes an Ort und Stelle gehalten werden kann und was zudem den Vorteil bietet, dass keine spezifische Sedierung erforderlich ist. Schließlich verlängerten wir die Beobachtungszeit nach der Bronchoskopie bewusst auf 24 Stunden, während dies nur bei Simon et al. nur 8 Stunden waren. Aus diesem Grund traten nach 8 Stunden mehrere Therapieskalationen auf, die in der Studie von Simon et al. nicht hätten berücksichtigt werden können. Derzeit läuft eine Reihe von Studien an Patienten, bei denen eine Bronchoskopie vorgesehen ist (so z.B. NCT02606188, NCT02253706, NCT01650974) [28] (☞ Tab. 7.2). Die Ergebnisse dieser Studien werden von uns mit Spannung erwartet.

### 7.5.1. Wichtige Fragestellungen

Wie bereits erwähnt, enthielten frühere Berichte diverse Einschränkungen entweder hinsichtlich des Designs [27], technischer Aspekte [26] oder des Schweregrades der Patienten [25]. Die Überlegenheit des NHF gegenüber einer NIV bei hypoxämischen Patienten muss noch bewertet werden. Die Zufriedenheit von Patienten und auch Ärzten könnte durch die Verwendung der Nasenkanülen anstelle einer Nasenmaske verbessert werden, unter deren Anwendung der Zugang zu den Nasenlöchern erschwert ist. Diese unterschiedlichen Aspekte sollten in zukünftigen Studien zu dieser Thematik Berücksichtigung finden.

## 7.6. Palliativmedizin

Ein nicht zu unterschätzender (und wachsender) Anteil unserer Patienten verfügt entweder schon zu Beginn oder während des Aufenthalts auf der Intensivstation über eine sogenannte DNR-Anordnung (von engl. *do-not-resuscitate*; mündlich oder schriftlich festgelegte Weisung an medizinisches Personal, dass eine Person grundsätzlich keine kardiopulmonale Reanimation erhalten möchte). Diese Entscheidungen beruhen entweder auf dem Wunsch des Patienten (und/oder seiner Familie), sich keiner Intubation zu unterziehen oder auch auf der Bewertung der gegenwärtigen und zukünftigen Situation des Patienten durch das Intensivteam. Da bei vielen dieser Patienten Atemnot auftritt, ist eine Unterstützung der Atemwege erforderlich, wobei der NHF hier quasi von Anfang an als mögliche Alternative vorgeschlagen wurde [11, 29]. Die nachfolgend zitierten Studien berichten über die NHF-Anwendung bei Patienten, für die eine Einschränkung lebenserhaltender Therapien beschlossen worden war [30, 31]. Beispielsweise verfügten in unserer 1-Jahres-Studie von 87 nicht selektierten Patienten, die wegen Atemversagens NHF erhielten, 12 über eine DNR-Anordnung [30].

Die NHF-Anwendung im palliativem Umfeld erfolgt zu einem angemessenen Zeitpunkt, wenn der tatsächliche Nutzen einer NIV in dieser Indikation in Frage gestellt wurde. Im Gegensatz zum NHF, wo es hierzu kaum Evidenz gibt, wurde die NIV-Anwendung in diesen Situationen gründlich untersucht [32, 33]. Trotzdem gibt es unbestreitbare Vorteile des NHF: Damit kann der Patient essen und mit seinen Verwandten interagieren [34], da die Kanülen lediglich in die Nasenlöcher eingeführt werden. Des Weiteren wurde über positive Auswirkungen des NHF auf das Trockenheitsgefühl in den oberen Atemwegen [35, 36] und auf die Dyspnoe [1, 35] berichtet. Der NHF wird besser vertragen als eine NIV [37]. Schließlich kann in palliativen Situationen eine NHF-Anwendung nicht nur auf einer Intensivstation oder einer Zwischenstation in Betracht gezogen werden, sondern auch auf einer allgemeinen Station.

Obwohl in vielen Studien der NHF-Einsatz bei immungeschwächten Patienten [29, 38-42] einschließlich Tumorpatienten oder solchen mit hämatologischen Neoplasien untersucht wurde, sind nur wenige Ergebnisse im palliativen Umfeld berichtet worden. So haben beispielsweise Epstein et al. 183 Krebspatienten mit soliden Tumoren mittels NHF behandelt. Sie fanden heraus, dass sich der Zustand bei einer Mehrheit der Patienten verbesserte (41 %) oder stabil blieb (44 %), während er sich bei 15 % verschlechterte. Interessanterweise verfügten 101 (55 %) Patienten entweder bereits vor (12 %) oder nach (43 %) der Geräteanwendung über eine DNR-Anordnung.

Eine retrospektive Studie von Peters et al. konzentrierte sich auf die NHF-Anwendung in palliativen Umgebungen [43]. 50 Patienten mit hypoxämischer Atemnot, die über eine Anordnung zur Nicht-Intubation verfügten, wurden eingeschlossen und ihre Atemparameter unter NHF untersucht. Dabei wurden eine signifikante Abnahme der Atemfrequenz (von 30,6 auf 24,7 Atemzüge pro Minute; $p<0{,}001$) und eine signifikante Zunahme der mittleren Sauerstoffsättigung (von 89,1 auf 94,7 %; $p<0{,}001$) nachgewiesen. Die mittlere Dauer der NHF-Anwendung betrug 30 Stunden (Bereich von 2-144 h). Bei neun Probanden wurde die Atemunterstützung auf NIV umgestellt. Interessanterweise erreichte das Krankenhausüberleben 40 %, was darauf hindeutet, dass die Anwendung des Gerätes, obwohl es palliativ verabreicht wurde, den Atemstatus der Patienten verbesserte.

Leider wurde eine interessante Studie zurückgezogen (NCT 02253667). Hierbei war geplant, 50 Patienten mit einer präfinalen Lungenerkrankung und der Entscheidung über eine Palliativversorgung aufzunehmen. Die NHF-Anwendung sollte mit einer Venturi- oder einer Sauerstoff-Gesichtsmaske mit Reservoir verglichen werden. Die Studienergebnisse wären von großem Interesse gewesen (Linderung der Atemnot, Opioidgabe, Patientenkomfort und Mortalität), da die Linderung von Symptomen das Hauptziel bei der Behandlung von Palliativpatienten ist.

### 7.6.1. Wichtige Fragestellungen

Bei Patienten, die über eine DNR-Anordnung verfügen, könnte die Frage nach einer Einschränkung hinsichtlich der Aufnahme auf die Intensivstation aufgeworfen werden. Darüber hinaus werden im Falle eines Atemversagens die Vorteile des Komforts unter NHF relevant (außerhalb des Bereichs der Palliativversorgung). Die Durchführbarkeit, Sicherheit und Wirksamkeit der NHF-Therapie auf der Station sollte bei diesen Patienten bewertet werden. Als nächstes muss bei diesen Patienten untersucht werden, ob mittels NHF der Atemkomfort (im Vergleich zu herkömmlichem Sauerstoff) verbessert wird. Diese Ergebnisse würden die Verbreitung einer solchen Technik außerhalb der Intensivstation ermöglichen.

## 7.7. Zusammenfassung

Diese Übersicht zeigt, dass der NHF zusätzlich zu den bereits bei Patienten mit akutem Atemversagen nachgewiesenen positiven Effekten zahlreiche weitere potentielle Indikationen hat. Ähnlich wie bei akutem Atemversagen zeigt sich auch hier, dass der NHF eine wirksame und einfacher zu verwendende Alternative zur NIV sein kann. Laufende Studien können weitere Beweise für den schrittweisen Ersatz der NIV durch NHF in diesen Situationen liefern, wie dies bei akutem Atemversagen der Fall ist.

### Literatur

1. Lenglet H, Sztrymf B, Leroy C, Brun P, Dreyfuss D, Ricard JD. Humidified high flow nasal oxygen during respiratory failure in the emergency department: feasibility and efficacy. Respir Care 2012;57:1873-8.

2. Rittayamai N, Tscheikuna J, Praphruetkit N, Kijpinyochai S. Use of High-Flow Nasal Cannula for Acute Dyspnea and Hypoxemia in the Emergency Department. Respir Care 2015;60:1377-82.

3. Bell N, Hutchinson CL, Green TC, Rogan E, Bein KJ, Dinh MM. Randomised control trial of humidified high flow nasal cannulae versus standard oxygen in the emergency department. Emerg Med Australas EMA 2015;27: 537-41.

4. Jones PG, Kamona S, Doran O, Sawtell F, Wilsher M. Randomized Controlled Trial of Humidified High-Flow Nasal Oxygen for Acute Respiratory Distress in the Emergency Department: The HOT-ER Study. Respir Care 2016;61:291-9.

5. Jeong JH, Kim DH, Kim SC, Kang C, Lee SH, Kang TS, et al. Changes in arterial blood gases after use of high-flow nasal cannula therapy in the ED. Am J Emerg Med 2015;33:1344-9.

6. Ricard JD. The authors respond to: High-flow nasal cannula oxygen therapy in the emergency department: welcome, but selection should be the first step. Respir Care 2013;58:e67-68.

7. Kang BJ, Koh Y, Lim CM, Huh JW, Baek S, Han M, et al. Failure of high-flow nasal cannula therapy may delay intubation and increase mortality. Intensive Care Med 2015;41:623-32.

8. Ricard JD, Messika J, Sztrymf B, Gaudry S. Impact on outcome of delayed intubation with high-flow nasal cannula oxygen: is the device solely responsible? Intensive Care Med [Internet] 2015; Disponible sur: http://www.ncbi.nlm.nih.gov/pubmed/25869402

9. Ricard JD. Hazards of intubation in the ICU: role of nasal high flow oxygen therapy for preoxygenation and apneic oxygenation to prevent desaturation. Minerva Anestesiol 2016;82:1098-1106.

10. Baillard C, Fosse JP, Sebbane M, Chanques G, Vincent F, Courouble P, et al. Noninvasive ventilation improves preoxygenation before intubation of hypoxic patients. Am J Respir Crit Care Med 2006;174:171-7.

11. Ricard JD. High flow nasal oxygen in acute respiratory failure. Minerva Anestesiol 2012;78:836-41.

12. Miguel-Montanes R, Hajage D, Messika J, Bertrand F, Gaudry S, Rafat C, et al. Use of high-flow nasal cannula oxygen therapy to prevent desaturation during tracheal intubation of intensive care patients with mild-to-moderate hypoxemia. Crit Care Med 2015;43:574-83.

13. Vourc'h M, Asfar P, Volteau C, Bachoumas K, Clavieras N, Egreteau PY, et al. High-flow nasal cannula oxygen during endotracheal intubation in hypoxemic patients: a randomized controlled clinical trial. Intensive Care Med 2015;41:1538-48.

14. Semler MW, Janz DR, Lentz RJ, Matthews DT, Norman BC, Assad TR, et al. Randomized Trial of Apneic Oxygenation during Endotracheal Intubation of the Critically Ill. Am J Respir Crit Care Med 2016;193: 273-80.

15. Simon M, Wachs C, Braune S, de Heer G, Frings D, Kluge S. High-Flow Nasal Cannula Versus Bag-Valve-Mask for Preoxygenation Before Intubation in Subjects With Hypoxemic Respiratory Failure. Respir Care 2016; 61:1160-7.

16. Jaber S, Monnin M, Girard M, Conseil M, Cisse M, Carr J, et al. Apnoeic oxygenation via high-flow nasal cannula oxygen combined with non-invasive ventilation preoxygenation for intubation in hypoxaemic patients in the intensive care unit: the single-centre, blinded, randomised controlled OPTINIV trial. Intensive Care Med 2016;42:1877-87.

17. Frat J-P, Ricard J-D, Quenot J-P, et al Non-invasive ventilation versus high-flow nasal cannula oxygen therapy with apnoeic oxygenation for preoxygenation before intubation of patients with acute hypoxaemic respiratory failure: a randomised, multicentre, open-label trial. Lancet Respir Med 2019,7:303-312.

18. Hess DR. Aerosol Therapy During Noninvasive Ventilation or High-Flow Nasal Cannula. Respir Care 2015; 60:880-891-893.

19. Perry SA, Kesser KC, Geller DE, Selhorst DM, Rendle JK, Hertzog JH. Influences of cannula size and flow rate on aerosol drug delivery through the Vapotherm humidified high-flow nasal cannula system. Pediatr Crit Care Med 2013;14:e250-256.

20. Réminiac F, Vecellio L, Heuzé-Vourc'h N, Petitcollin A, Respaud R, Cabrera M, et al. Aerosol Therapy in Adults Receiving High Flow Nasal Cannula Oxygen Therapy. J Aerosol Med Pulm Drug Deliv 2016;29:134-41.

21. Bräunlich J, Wirtz H. Oral versus Nasal highflow (NHF) bronchodilator inhalation in COPD. J Aerosol Med Pulm Drug Deliv 2018;31:248-254.

22. Klein U, Karzai W, Zimmermann P, Hannemann U, Koschel U, Brunner JX, et al. Changes in pulmonary mechanics after fiberoptic bronchoalveolar lavage in mechanically ventilated patients. Intensive Care Med 1998; 24:1289-93.

23. Matsushima Y, Jones RL, King EG, Moysa G, Alton JD. Alterations in pulmonary mechanics and gas exchange during routine fiberoptic bronchoscopy. Chest 1984; 86:184-8.

24. Papazian L, Colt HG, Scemama F, Martin C, Gouin F. Effects of consecutive protected specimen brushing and bronchoalveolar lavage on gas exchange and hemodynamics in ventilated patients. Chest 1993;104:1548-52.

25. Lucangelo U, Vassallo FG, Marras E, Ferluga M, Beziza E, Comuzzi L, et al. High-flow nasal interface improves oxygenation in patients undergoing bronchoscopy. Crit Care Res Pr 2012;2012:506382.

26. Simon M, Braune S, Frings D, Wiontzek AK, Klose H, Kluge S. High-flow nasal cannula oxygen versus non-invasive ventilation in patients with acute hypoxaemic respiratory failure undergoing flexible bronchoscopy—a prospective randomised trial. Crit Care Lond Engl 2014; 18:712.

27. La Combe B, Messika J, Labbé V, Razazi K, Maitre B, Sztrymf B, et al. High-flow nasal oxygen for broncho-alveolar lavage in acute respiratory failure patients. Eur Respir J 2016;47:1283-6.

28. La Combe B, Messika J, Fartoukh M, Ricard JD. Increased use of high-flow nasal oxygen during bronchoscopy. Eur Respir J 2016;48:590-2.

29. Epstein AS, Hartridge-Lambert SK, Ramaker JS, Voigt LP, Portlock CS. Humidified High-Flow Nasal Oxygen Utilization in Patients with Cancer at Memorial Sloan-Kettering Cancer Center. J Palliat Med 2011;14: 835-9.

30. Messika J, Ben Ahmed K, Gaudry S, Miguel-Montanes R, Rafat C, Sztrymf B, et al. Use of High-Flow Nasal Cannula Oxygen Therapy in Subjects With ARDS: A 1-Year Observational Study. Respir Care 2015;60:162-9.

31. Boyer A, Vargas F, Delacre M, Saint-Leger M, Clouzeau B, Hilbert G, et al. Prognostic impact of high-flow nasal cannula oxygen supply in an ICU patient with pulmonary fibrosis complicated by acute respiratory failure. Intensive Care Med 2010;37:558-9.

32. Azoulay E, Kouatchet A, Jaber S, Lambert J, Meziani F, Schmidt M, et al. Noninvasive mechanical ventilation in patients having declined tracheal intubation. Intensive Care Med 2013;39:292-301.

33. Schortgen F, Follin A, Piccari L, Roche-Campo F, Carteaux G, Taillandier-Heriche E, et al. Results of noninvasive ventilation in very old patients. Ann Intensive Care 2012;2:5.

34. Lacroix G, Legodec J, D'Aranda E, Esnault P, Romanat PE, Goutorbe P. Is non-invasive ventilation the best ventilatory support for "do not intubate" patients? Crit Care Lond Engl 2012;16:442.

35. Roca O, Riera J, Torres F, Masclans JR. High-flow oxygen therapy in acute respiratory failure. Respir Care 2010;55:408-13.

36. Cuquemelle E, Pham T, Papon JF, Louis B, Danin PE, Brochard L. Heated and humidified high-flow oxygen therapy reduces discomfort during hypoxemic respiratory failure. Respir Care 2012;57:1571-7.

37. Frat JP, Brugiere B, Ragot S, Chatellier D, Veinstein A, Goudet V, et al. Sequential application of oxygen therapy via high-flow nasal cannula and noninvasive ventilation in acute respiratory failure: an observational pilot study. Respir Care 2015;60:170-8.

38. Mokart D, Geay C, Chow-Chine L, Brun JP, Faucher M, Blache JL, et al. High-flow oxygen therapy in cancer patients with acute respiratory failure. Intensive Care Med 2015;41:2008-10.

39. Hui D, Morgado M, Chisholm G, Withers L, Nguyen Q, Finch C, et al. High-Flow Oxygen and Bilevel Positive Airway Pressure for Persistent Dyspnea in Patients With Advanced Cancer: A Phase II Randomized Trial. J Pain Symptom Manage 2013;46:463-73.

40. Lemiale V, Mokart D, Resche-Rigon M, Pène F, Mayaux J, Faucher E, et al. Effect of Noninvasive Ventilation vs Oxygen Therapy on Mortality Among Immunocompromised Patients With Acute Respiratory Failure: A Randomized Clinical Trial. JAMA 2015;314:1711.

41. Frat JP, Ragot S, Girault C, Perbet S, Prat G, Boulain T, et al. Effect of non-invasive oxygenation strategies in immunocompromised patients with severe acute respiratory failure: a post-hoc analysis of a randomised trial. Lancet Respir Med. [Internet] 2016

42. Coudroy R, Jamet A, Petua P, Robert R, Frat JP, Thille AW. High-flow nasal cannula oxygen therapy versus noninvasive ventilation in immunocompromised patients with acute respiratory failure: an observational cohort study. Ann Intensive Care [Internet]. 2016

43. Peters SG, Holets SR, Gay PC. High-flow nasal cannula therapy in do-not-intubate patients with hypoxemic respiratory distress. Respir Care 2013;58:597-600.

# 8. NHF-Therapie bei hyperkapnischem Atemversagen

## 8.1. Einführung

Erst in den letzten Jahren wurde der nasale High-Flow (NHF) als wirksame Methode zur Unterstützung der Atmung angesehen. Zuerst im pädiatrischen Umfeld eingesetzt, wurde der NHF später als eine "sanfte" Art von CPAP verwendet. Jüngste Berichte, die in hochrangigen Fachzeitschriften veröffentlicht wurden, haben jedoch unsere Ansicht zu dieser einfachen Methode verändert [1-4]. Es wurde gezeigt, dass NHF ein wirksames Mittel ist, um ein Atemversagen nach Extubation zu verhindern und die Intubationsrate bei akutem hypoxämischen Atemversagen zu senken.

Ein Konzept, warum der NHF effektiv ist, vertritt die Idee des alveolären Recruitments aufgrund des erhöhten Atemwegsdrucks und der anschließenden Verbesserung der Sauerstoffversorgung. Natürlich existieren zahlreiche Daten über die Erhöhung des Atemwegsdrucks, doch diese ist gering und daher nicht ausreichend, um positive Studienergebnisse zu erklären. Zusätzlich wurde in den meisten klinischen Studien die Sauerstoffversorgung im Allgemeinen nicht verbessert. Insbesondere in der bekanntesten Studie von Frat et al. war die $p_aO_2/FiO_2$-Ratio schlechter als bei den Vergleichsgeräten [1]. Doch trotz dieser Tatsache war der NHF bei der Verringerung der Intubationsrate bei diesen meist lungenbezogenen Ursachen für ein schweres akutes hypoxämisches Atemversagen im Vergleich zu NIV und Standardsauerstoff überlegen. Die Antwort, warum sich der NHF effizient zeigt, ist also noch wesentlich vielgestaltiger als die einfache Reduktion auf ein alveoläres Recruitement. Unterstrichen durch physiologische Vergleichsstudien und Studien im klinischen Umfeld beginnen wir, die Bedeutung des Auswascheffekts von ausgeatmetem Gas, der Abdeckung des inspiratorischen Spitzenflusses, der Verringerung der $CO_2$-Rückatmung und des funktionellen Totraums zu erkennen. In der Folge des Zusammenspiels dieser wirksamen Mechanismen liegt wahrscheinlich der Schlüssel zur Verbesserung der Atmung während der NHF-Therapie. Um diese Hypothese zu unterstreichen, liegen vorläufige Daten vor, die eine potenzielle Wirksamkeit bei der Verringerung der Hyperkapnie belegen [5-10].

Zweifellos besteht ein wachsendes Interesse bezüglich des Einsatzes von NHF beim Atmungsversagen. Bisher haben jedoch die meisten RCTs, die die Verwendung des NHF bei akutem Atemversagen untersuchten, hyperkapnische Patienten ausgeschlossen [1-4]. Es ist daher nicht überraschend, dass die Autoren dieser Studien nur eine geringe Abnahme des $pCO_2$ fanden. Die meisten Daten zur Effizienz des NHF liegen zum Atemversagen nach der Extubation vor. Dies umfasst auch die respiratorische Azidose der Atemwege, definiert als pH-Wert <7,35 und $p_aCO_2$ >45 mmHg. Interessanterweise konnte in den beiden Studien von Hernandez et al. während der NHF-Therapie im Vergleich zu konventioneller Sauerstoff- und nicht-invasiver Beatmung (NIV) ein nicht signifikanter Trend zur Verringerung der respiratorischen Azidose festgestellt werden. Diese Ergebnisse sind insofern von Bedeutung, da die prophylaktische NIV-Anwendung in der Postextubationsphase zu nicht übereinstimmenden Ergebnissen geführt hat. Die beste Domäne für die NIV im Postextubationsprozess wurde nur bei COPD-Patienten dokumentiert [11, 12].

## 8.2. Frühe physiologische Studien und retrospektive Beurteilungen

Vor einigen Jahren wurden einige kleinere physiologische Studien und Fallberichte mit hyperkapnischen Patienten publiziert [5-10]. Die meisten Studien zur Untersuchung der Auswirkungen des NHF auf eine (relevante) chronische Hyperkapnie wurden bei COPD-Patienten durchgeführt. Die erste dazu war eine Untersuchung von Bräunlich et al. im Jahr 2013 [5]. Diese physiologische Studie beschrieb zum ersten Mal die komplexen Veränderungen der Atmungsmuster bei gesunden Probanden, Patienten mit COPD und Lungenfibrose. Hier zeigten Patienten mit stabilen Tageshyperkapniewerten des kapillären $pCO_2$ unter NHF-Anwendung über 8 Stunden mit einem Fluss von 24 l/min eine Abnahme des kapillären $pCO_2$ um $0{,}69 \pm 0{,}2$ kPa [5] (☞ Abb. 8.1).

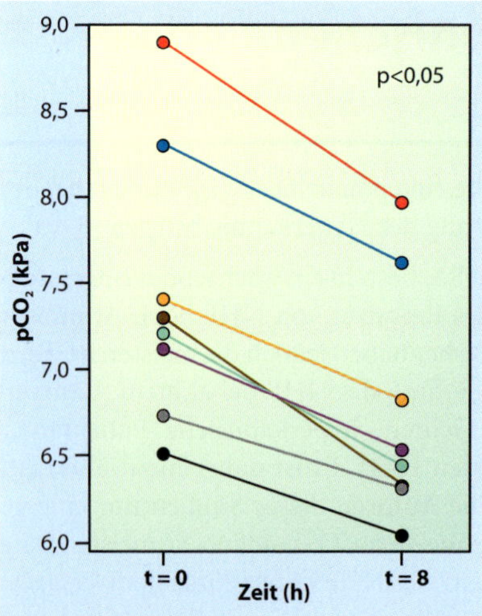


***Abb. 8.1:*** Abnahme des $pCO_2$ bei COPD-Patienten unter NHF-Therapie. Modif. nach [5].

Diese Veränderungen wurden trotz einer Abnahme der Atemfrequenz und des Minutenvolumens festgestellt. Weitere, auch signifikante Veränderungen wurden bei Patienten mit interstitieller Lungenerkrankung gefunden. Eine weitere Studie derselben Gruppe aus dem Jahr 2016 bestätigte diese Ergebnisse und dokumentierte eine Abnahme des kapillären $pCO_2$ bei 54 COPD-Patienten. Bei Verwendung höherer Flussraten fand sich ein höherer Dekarboxylierungsgrad. Nach einer zweistündigen Behandlungsdauer betrug die mittlere Abnahme bei einem Fluss von 20 l/min 91 ± 6,7% und bei 30 l/min 87,4 ± 6,2% [7] (☞ Abb. 8.2).

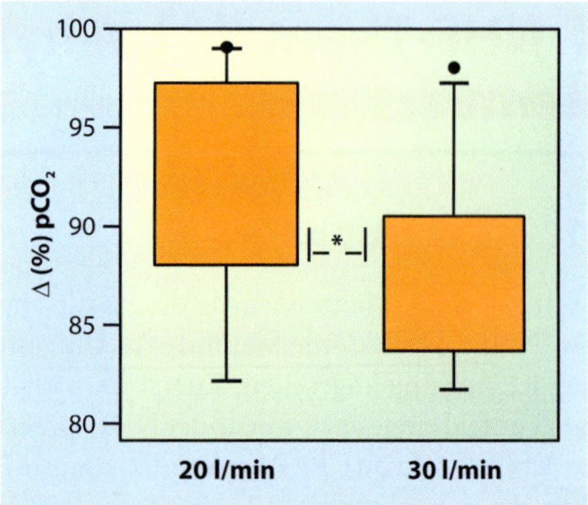


***Abb. 8.2:*** Prozentuale Abnahme des $pCO_2$ nach 2-stündiger NHF-Anwendung bei COPD-Patienten. Eine Erhöhung der Flussrate um 10 l/min führt zu einer höheren prozentualen Verringerung des $pCO_2$. Modif. nach [7].

Auch nach den Ergebnissen der Studie von Frizzola et al. ist die Abnahme der Hyperkapnie als ein flussabhängiger Effekt anzusehen [13]. Eine weitere interessante Studie wurde von einer Gruppe aus Italien publiziert. Pisani et al. untersuchten ebenfalls Patienten mit COPD und zeigten bei geschlossenem Mund eine Abnahme des arteriellen $pCO_2$ bei einer Flussrate von 20 und 30 l/min. Leider kam es bei einem Fluss von 30 l/ min, nicht aber bei 20 l/ min zusätzlich zu einer Abnahme des $pO_2$, jedoch mit ebenfalls abnehmender Atemfrequenz [9]. In einer retrospektiven klinischen Studie zeigten Jeong et al. die mögliche Abnahme der Hyperkapnie während der NHF-Therapie auch bei einer Kohorte von 46 Patienten in einer Notaufnahme [10].

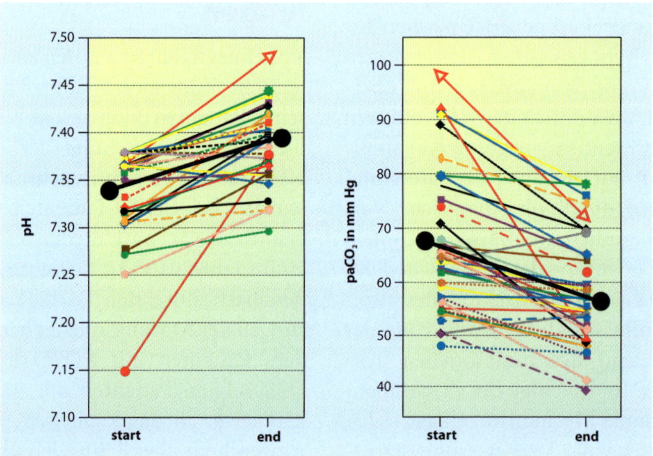


***Abb. 8.3:*** Veränderungen von pH und $p_aCO_2$ bei allen Patienten. Die dickere schwarze Linie markiert jeweils die Mittelwerte ($p<0,05$). Modif. nach [15].

Die meisten Patienten in der hyperkapnischen Gruppe hatten eine akut exazerbierte COPD. Die Hyperkapnie nahm signifikant ab, während sich der $p_aO_2$ erhöhte. Dieser Effekt wurde nur bei hyperkapnischen Patienten beobachtet.

In einer anderen Studie wurden zwischen 2011 und 2013 Patienten mit akutem hypoxämischem Atemversagen und Hyperkapnie analysiert [14]. Dreiunddreißig Patienten (36,4 % mit Pneumonie, 60,7 % mit COPD und 66,7 % mit chronischer Hyperkapnie) wurden 24 Stunden lang mit NHF behandelt. Die Autoren fanden hier eine signifikante Abnahme des $pCO_2$ nach einer und nach 24 Stunden Behandlung.

In einer 2018 durchgeführten Studie wurden die Auswirkungen des NHF bei einer akuten azidotischen Exazerbation einer chronisch obstruktiven Lungenerkrankung untersucht [15]. Nach einer wegen Intoleranz fehlgeschlagenen NIV-Behandlung kam bei den Patienten NHF zur Anwendung. Die Autoren fanden einen signifikanten Anstieg des pH-Werts und eine Abnahme des kapillären $pCO_2$ (☞ Abb. 8.3).

## 8.3. Effektivität und Limitationen bei der Dekarboxylierung in früheren Studien

In Anbetracht der verschiedenen Studien variiert der NHF-Effekt auf die Dekarboxylierung ebenso stark wie die Studienbedingungen. Die Wirksamkeit hinsichtlich der Abnahme der Hyperkapnie blieb daher länger umstritten. Dafür gibt es mehrere Gründe. Einer davon ist die Anwendung bei normokapnischen Patienten. Mehrere Studien dokumentierten daher nur eine geringe Verringerung der $pCO_2$-Werte [2-4]. Auch bei Patienten mit leichter Hyperkapnie ist der Effekt auf die Dekarboxylierung geringer als in Studien mit höheren Ausgangswerten (☞ Tab. 8.1). In der Studie von Bräunlich et al. fand sich ein Zusammenhang zwischen höheren $pCO_2$-Baseline-Werten und der Wirksamkeit bei der Dekarboxylierung [7]. Ein weiterer Grund ist die breite Streuung der $pCO_2$-Ausgangswerte, die bei den rekrutierten Patienten gefunden wurden [18].

Darüber hinaus liegen auch Studien vor, in denen hyperkapnische und normokapnische Patienten gemischt sind oder venöse und arterielle Blutgase während der NHF-Therapie bewertet werden [19].

| Autor | Start $CO_2$ mmHg SD | Probe-material | Patienten-anzahl | Erkrankung/ Zustand | mmHg | % | Fluss (l/min) | Zeit (h) |
|---|---|---|---|---|---|---|---|---|
| Jeong 2015 [10] | 73,2 | arteriell | 46 | Hyperkapnisches ARF | -6 | -8,2 | 42,3 | 39,5 |
| Pisani 2017 [9] | 61,2 | arteriell | 14 | Stabile hyper-kapnische COPD | -5,5 | -9 | 30 | 0,5 |
| Bräunlich 2016 [7] | 58,2 | kapillär | 54 | Stabile hyper-kapnische COPD | -7,3 | -12,6 | 30 | 2 |
| Bräunlich 2013 [5] | 55,8 | kapillär | 8 | Stabile hyper-kapnische COPD | -5,2 | -9,9 | 20 | 8 |
| Bräunlich 2015 [6] | 53,7 | kapillär | 10 | Stabile hyper-kapnische COPD | -7,3 | -13,3 | 20 | 6 Wo. |
| **Alle** | **60,4** | | | | **-6,3** | **-10,6** | **29** | **3,2** |
| Pilcher 2017 [17] | 49 | transkutan | 24 | AECOPD | -1,6 | -3,3 | 35 | 0,5 |
| Fraser 2016 [8] | 46,7 | transkutan | 30 | COPD | -3,4 | -7,3 | 30 | 0,3 |
| Stephan 2015 [4] | 38,7 | arteriell | 414 | postoperativ | -0,5 | -0,1 | 50 | ca. 9 |
| Maggiore 2014 [2] | 34,7 | arteriell | 53 | nach Extubation | -2,4 | -7 | 35 | 3 |
| Frat 2015 [1] | 36 | arteriell | 106 | ARF | -0,3 | 0 | 50 | 1 |
| **Alle** | **41** | | | | **-1,6** | **-3,5** | **40** | **2,8** |

***Tab. 8.1:*** Ergebnisse verschiedener Studien, in denen eine Abnahme der Hyperkapnie bei verschiedenen Patientenpopulationen dokumentiert wurde. Wie gezeigt, kommt es bei höheren $pCO_2$-Werten (>50 mmHg) zu einer stärkeren Abnahme der Hyperkapnie. **ARF**: akutes Atemversagen, **AECOPD**: akute COPD-Exazerbation. Die 6-wöchige Untersuchung wurde nicht in die Analyse aufgenommen.

Tabelle 8.1 zeigt die Unterschiede zwischen einigen vorhandenen Studien, in denen reproduzierbare $pCO_2$-Werte dokumentiert sind. Die Studien wurden dabei in $CO_2$-Ausgangswerte über und unter 50 mmHg unterteilt. Diese Zusammenstellung zeigt, dass das Ausmaß der Abnahme einer Hyperkapnie von den anfänglichen $pCO_2$-Werten sowie der Behandlungszeit abhängt.

Ein generelles Problem im Gegensatz zu Studien zum hypoxämischen Atemversagen ist, dass in den meisten Studien, in denen die Auswirkungen einer Verringerung der Hyperkapnie untersucht wurden, die Anzahl der rekrutierten Patienten gering und die Dauer der Therapie sehr kurz ist. Die Stabilität der Sauerstoffversorgung sowie Aussagen über die spontane Reversibilität der Hyperkapnie oder die Zeit bis zu früheren hyperkapnischen Exazerbationen fehlen teilweise. Wie bereits erwähnt, unterscheiden sich alle verfügbaren Studien in Bezug auf Design und Patientenauswahl erheblich. Zusätzlich wurden bisher in keiner randomisierten kontrollierten Studie NHF und NIV in einer Situation mit starker Empfehlung für die NIV-Verwendung verglichen. So sind definitive Schlussfolgerungen über die Wirksamkeit der NHF-Atemunterstützung nur von vorläufiger Natur.

## 8.4. Prospektive klinische Studien

Die erste Studie zum Vergleich von NIV und NHF in einer prospektiven Langzeitumgebung wurde 2015 durchgeführt. Elf stabile hyperkapnische Patienten ohne Exazerbation in den zurückliegenden 4 Wochen nahmen daran teil. Diese Patienten verwendeten zunächst 6 Wochen lang NHF mit einer Flussrate von 20 l/min. Nach einer Studienvisite wurde für weitere 6 Wochen eine NIV mit geringer Intensität durchgeführt. In dieser Vorstudie fanden die Autoren auch während der NHF-Therapie eine Wirksamkeit bei der Verringerung der Hyperkapnie. Zwischen NIV und NHF wurden keine signifikanten Unterschiede gefunden [6] (☞ Abb. 8.4). Zusätzlich gibt es eine Reihe kleiner Studien und Fallberichte.

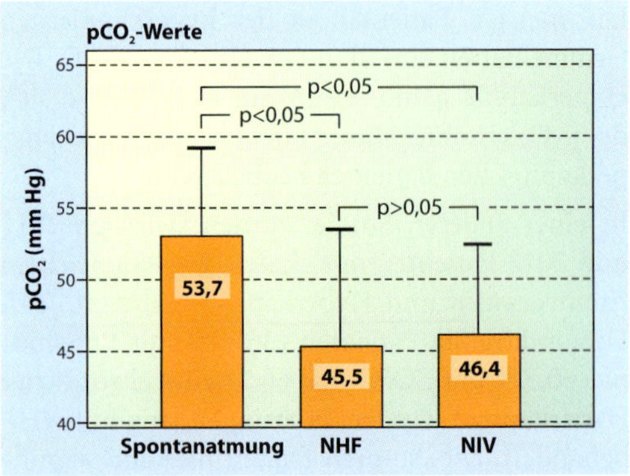


***Abb. 8.4:*** Abfall der Hyperkapnie nach 6 Wochen NHF/NIV-Behandlung bei stabilen hyperkapnischen COPD-Patienten. Modif. nach [6].

In einer weiteren Studie von Nagata et al. wurden stabile hyperkapnische COPD-Patienten untersucht [16]. Dazu wurden 32 Patienten über 6 Wochen mittels NIV oder NHF in einem *cross-over*-Design behandelt. Die Lebensqualität als primärer Studienparameter war während der NHF-Therapie besser. Zusätzlich fanden die Autoren eine Verringerung der Hyperkapnie im Vergleich zur alleinigen Sauerstoffzufuhr. Dieser Befund in Bezug auf Blutgase muss jedoch sorgfältig diskutiert werden: Die Studie war für diesen Parameter nicht geplant, und außerdem war der $pO_2$ im Vergleich zum Ausgangswert und zwischen den Gruppen signifikant niedriger (in der NHF-Gruppe immer niedriger).

Lee et al. behandelten 88 Patienten mit akutem hyperkapnischen Atemversagen bei verschiedenen Krankheiten [17]. Sie fanden in Bezug auf 30-Tage-Mortalität, Intubationsrate und Blutgase keine Unterschiede zwischen NHF und NIV.

In der Studie von Kim et al. wurden Patienten mit gemischter chronischer und/oder akuter Hyperkapnie und verschiedenen Grunderkrankungen erfolgreich mit NHF behandelt. Die Abnahme des $pCO_2$ betrug nach 1 Stunde 4,2 ± 5,5 mmHg [14]. Einige andere Studien an gemischten Populationen und nur teilweise hyperkapnischen Patienten ergaben ebenfalls Verbesserungen hinsichtlich $pCO_2$ und des pH-Wertes [18, 19].

Einen entscheidenden Schritt stellte die 2019 publizierte TIBICO-Studie dar. Diese wurde randomisiert, kontrolliert, *cross-over* an 13 Zentren Deutschlands durchgeführt. Das Ziel war, die Effektivität des NHF mit einer sicheren NIV-Indika-

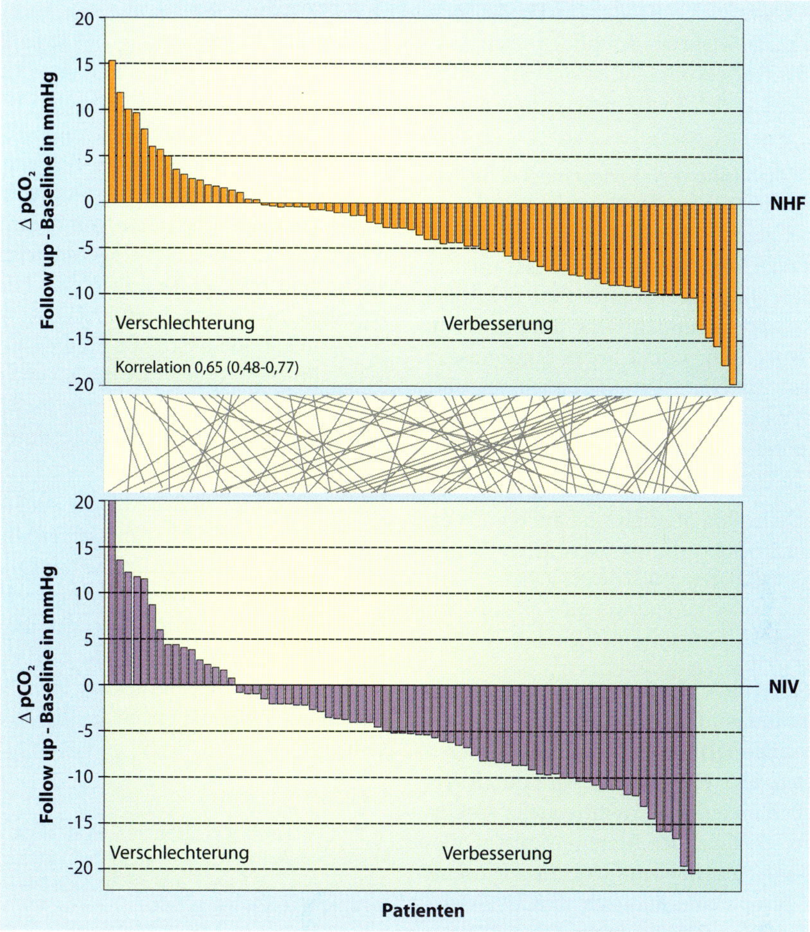


***Abb. 8.5:*** Abfall der $pCO_2$-Werte unter NHF-Therapie und unter NIV in der TIBICO-Studie.

tion zu vergleichen. Hierzu wurden 102 Patienten mit stabiler hyperkapnischer COPD rekrutiert. Zu den wichtigsten Einschlusskriterien zählten ein Abstand von 4 Wochen zur letzten Exazerbation und ein BMI <30 kg/m². Die rekrutierten Patienten wurden dann entweder der Sequenz "6 Wochen NIV → 6 Wochen NHF" oder "6 Wochen NHF → 6 Wochen NIV" zugeteilt. Der primäre Outcome-Parameter war die Absenkung des $pCO_2$. Weiterhin wurden die Blutgaswerte, die Lungenfunktion, Atmungsfrequenz und die Lebensqualität erfasst. Patienten mit einem NHF erhielten im Mittel eine Flussrate von 19,8 ± 0,6 l/min, die NIV wurde mit einem Druck von IPAP 20,5 ± 3,6 cm $H_2O$ und einem EPAP von 4,6 cm$H_2O$ ± 1,2 cm $H_2O$ appliziert. Die Nutzungsdauer des NHF betrug 5,2 ± 3,3 h/d, die der NIV 3,9 ± 2,5 h/d. Die $pCO_2$-Werte fielen unter der NHF-Therapie um 2,8 mmHg und 4,2 mmHg unter NIV (☞ Abb. 8.5). Statistisch war der Unterschied zwischen des Devices nicht signifikant. Ebenso war die Lebensqualität unter Nutzung beider Systeme verbessert [20]. Diese Studie erbrachte den ersten sicheren Nachweis, dass der NHF in der Lage ist, den $pCO_2$ abzusenken. Dabei zeigte sich statistisch kein Unterschied zur NIV. Bei der Bewertung der Ergebnisse muss jedoch beachtet werden, dass der NHF lediglich mit 20 l/min appliziert wurde. Dies war der zu Studienbeginn wenigen verfügbaren NHF-Geräte für die Nutzung im häuslichen Umfeld geschuldet. Dagegen wurde eine NIV mit nur geringen Unterschieden hinsichtlich der Druckeinstellungen zu anderen Studien verwendet. Trotz der geringeren Nutzungszeit der NIV im Vergleich zu den Studien von Köhnlein et al. und Murphy et al. war die Absenkung des $pCO_2$ vergleichbar [21, 22]. Da die Messungen des $pCO_2$ mehr als 3 Stunden nach Nutzung einer der Devices erfolgte, ist von einer anhaltenden Entlastung der Atemmuskelpumpe auszugehen.

Die italienische Studie von Cortegiani et al. untersuchte erstmals qualitativ hochwertig den Einsatz des NHF bei akut hyperkapnischer und azidotischer AECOPD. Verglichen wurde dieser mit der NIV. Primärer Outcome-Parameter war der Abfall des $pCO_2$ nach 2 Stunden. Das Studiendesign schloss 9 Zentren ein, welche bei 80 randomisierten Patienten die Nicht-Unterlegenheit im Vergleich zu NIV untersuchten. Die Studie erbrachte eine Nichtunterlegenheit des NHF im Vergleich zur NIV [23].

Eine ganze Reihe von Studien sind auf dem Weg, um die gefundenen Ergebnisse in größeren Patientenzahlen zu validieren (NCT04881409).

## 8.5. Fazit

Die verfügbaren physiologischen oder retrospektiven Studien unterstützen die Notwendigkeit weiterer Untersuchungen an Patienten mit höheren $pCO_2$-Werten. Eine Hyperkapnie wird durch verschiedene Parameter wie Atemfrequenz, Atemzugvolumen, Zustand der Atemmuskulatur, Begleiterkrankungen usw. beeinflusst. Sie alle beeinflussen das Tempo einer möglichen $pCO_2$-Änderung erheblich. Um die Wirksamkeit einer Methode zu bewerten, die theoretisch bei einer Verringerung des $pCO_2$-Wertes wirksam sein kann, sind Messungen des $HCO_3^-$, des pH-Wertes und des Basenüberschusses unabdingbar. Daher sollten eindeutig charakterisierte Patientenkohorten in eine Studie aufgenommen werden, in der die $pCO_2$-Abnahme und die Wirksamkeit einer Beatmung untersucht und invasiv überwacht werden.

Der NHF scheint ein überraschend wirksames Mittel zur Unterstützung der Atmung zu sein. Er kombiniert ein quasi sehr offenes System mit einer effektiven $CO_2$-Entfernung (durch Auswaschen des tidalen Gases mit ca. 4 % $CO_2$, das mit dem folgenden Atemzug wieder eingeatmet werden würde) und anderen Komponenten der Beatmung wie einem kleineren positiven Atemwegsdruck, Luftturbulenzen, die bis in die größeren Atemwege reichen, einer Verringerung des funktionellen Totraums und einer Befeuchtung des Atemwegsepithels. Es laufen Studien, die Antworten hinsichtlich der NHF-Anwendung bei hyperkapnischen Patienten geben werden können. Die TIBICO-Studie wies hier erstmals für den NHF eine der NIV vergleichbare Wirkung bei Patienten mit einer klaren Indikation für eine NIV-Behandlung nach. Andere Studien befassen sich mit AECOPD-Episoden über einen Zeitraum von mehreren Tagen oder bis die Exazerbation eingetreten ist. Physiologische und erste RCTs zeigen eine Nicht-Unterlegenheit im Vergleich zur NIV bei klassischen NIV-Indikationen. Größere Studien sind auf dem Weg, um diese Ergebnisse zu bekräftigen. Allerdings sollten auch Indikationen nicht vergessen werden, in denen die NIV eine untergeordnete oder unklare Rolle spielt.

Die Frage hinter all diesen Untersuchungen – ob die Anwendung des NHF mit seiner Mischung aus hilfreichen Effekten auf die Beatmung und die Homöostase der Atemwege genauso effektiv sein kann wie die intensivere, aber auch unphysiologischere Hilfe durch die Standard-NIV – ist zwar noch nicht abschließend geklärt. Jedoch weisen die bisherigen Untersuchungen deutlich in diese Richtung.

### Literatur

1. Frat JP, Thille AW, Mercat A, et al. High-flow oxygen through nasal cannula in acute hypoxemic respiratory failure. N Engl J Med 2015;372(23):2185-2196. doi: 10.1056/NEJMoa1503326.

2. Maggiore SM, Idone FA, Vaschetto R, et al. Nasal High-Flow versus Venturi Mask Oxygen Therapy after Extubation. Effects on Oxygenation, Comfort, and Clinical Outcome. Am J Respir Crit Care Med 2014;190(3): 282-288. doi: 10.1164/rccm.201402-0364OC.

3. Hernández G, Vaquero C, Colinas L, et al. Effect of Postextubation High-Flow Nasal Cannula vs Noninvasive Ventilation on Reintubation and Postextubation Respiratory Failure in High-Risk Patients: A Randomized Clinical Trial. JAMA 2016;316(15):1565-1574. doi: 10.1001/jama.2016.14194.

4. Stéphan F, Barrucand B, Petit P, et al. High-Flow Nasal Oxygen vs Noninvasive Positive Airway Pressure in Hypoxemic Patients After Cardiothoracic Surgery. JAMA 2015;313(23):2331-2339. doi:10.1001/jama 2015.5213.

5. Bräunlich J, Beyer D, Mai D, Hammerschmidt S, Seyfarth H-J, Wirtz H. Effects of nasal high flow on ventilation in volunteers, COPD and idiopathic pulmonary fibrosis patients. Respiration 2013;85(4):319-325. doi: 10.1159/000342027.

6. Bräunlich J, Seyfarth H-J, Wirtz H. Nasal High-flow versus non-invasive ventilation in stable hypercapnic

COPD: a preliminary report. Multidiscip Respir Med 2015;10(1):27. doi:10.1186/s40248-015-0019-y.

7. Bräunlich J, Köhler M, Wirtz H. Nasal highflow improves ventilation in patients with COPD. COPD 2016; 11:1077-1085. doi:10.2147/COPD.S104616.

8. Fraser JF, Spooner AJ, Dunster KR, Anstey CM, Corley A. Nasal high flow oxygen therapy in patients with COPD reduces respiratory rate and tissue carbon dioxide while increasing tidal and end-expiratory lung volumes: a randomised crossover trial. Thorax 2016;71(8):759-761. doi:10.1136/thoraxjnl-2015-207962.

9. Pisani L, Fasano L, Corcione N, et al. Change in pulmonary mechanics and the effect on breathing pattern of high flow oxygen therapy in stable hypercapnic COPD. Thorax 2017;72(4):373-375. doi:10.1136/thoraxjnl-2016-209673.

10. Jeong JH, Kim DH, Kim SC, et al. Changes in arterial blood gases after use of high-flow nasal cannula therapy in the ED. Am J Emerg Med 2015;33(10):1344-1349. doi:10.1016/j.ajem.2015.07.060.

11. Lorut C, Lefebvre A, Planquette B, et al. Early postoperative prophylactic noninvasive ventilation after major lung resection in COPD patients: a randomized controlled trial. Intensive Care Med 2014;40(2):220-227. doi:10.1007/s00134-013-3150-2.

12. Ferrer M, Sellarés J, Valencia M, et al. Non-invasive ventilation after extubation in hypercapnic patients with chronic respiratory disorders: randomised controlled trial. The Lancet 2009;374(9695):1082-1088. doi:10.1016/S0140-6736(09)61038-2.

13. Frizzola M, Miller TL, Rodriguez ME, et al. High-flow nasal cannula: impact on oxygenation and ventilation in an acute lung injury model. Pediatr Pulmonol 2011; 46(1):67-74. doi:10.1002/ppul.21326.

14. Kim ES, Lee H, Kim SJ, Park J, Lee YJ, Park JS, Yoon HI, Lee JH, Lee CT, Cho YJ. Effectiveness of high-flow nasal cannula oxygen therapy for acute respiratory failure with hypercapnia. J Thorac Dis 2018 Feb;10(2):882-888. doi: 10.21037/jtd.2018.01.125.

15. Braunlich J, Wirtz H. Nasal high-flow in acute hypercapnic exacerbation of COPD. Int J Chron Obstuct Pulmon Dis 2018;13:3895-3897. doi: 10.2147/COPD.S185001. eCollection 2018.

16. Nagata K, Kikuchi T, Horie T, Shiraki A, Kitajima T, Kadowaki T, Tokioka F, Chohnabayashi N, Watanabe A, Sato S, Tomii K. Domiciliary High-Flow Nasal Cannula Oxygen Therapy for Patients with Stable Hypercapnic Chronic Obstructive Pulmonary Disease. A Multicenter Randomized Crossover Trial. Ann Am Thorac Soc 2018; 15(4):432-439. doi: 10.1513/AnnalsATS.201706-425OC.

17. Lee MK, Choi J, Park B, Kim B, Lee SJ, Kim SH, Yong SJ, Choi EH, Lee WY. High flow nasal cannulae oxygen therapy in acute-moderate hypercapnic respiratory failure. Clin Respir J 2018;12(6):2046-2056.

18. Pilcher J, Eastlake L, Richards M, et al. Physiological effects of titrated oxygen via nasal high-flow cannulae in COPD exacerbations: A randomized controlled crossover trial. Respirology 2017;22(6):1149-1155. doi:10.1111/resp.13050.

19. Doshi P, Whittle JS, Bublewicz M, Kearney J, Ashe T, Graham R, Salazar S, Ellis TW Jr., Maynard D, Dennis R, Tillotson A, Hill M, Granado M, Gordon N, Dunlap C, Spivey S, Miller TL. High-Velocity Nasal Insufflation in the Treatment of Respiratory Failure: A Randomized Clinical Trial. Ann Emerg Med 2018 Jul;72(1):73-83.e5.

20. Bräunlich J, Dellweg D, Bastian A et al. Nasal high-flow versus noninvasive ventilation in patients with chronic hypercapnic COPD. Int J Chron Obstruct Pulmon Dis 2019;14:1411-1421.

21. Köhnlein T, Windisch W, Köhler D et al. Non-invasive positive pressure ventilation for the treatment of severe stable chronic obstructive pulmonary disease: a prospective, multicentre, randomised, controlled clinical trial. Lancet Respir Med 2014;2:698-705.

22. Murphy PB, Rehal S, Arbane G et al. Effect of Home Noninvasive Ventilation With Oxygen Therapy vs Oxygen Therapy Alone on Hospital Readmission or Death After an Acute COPD Exacerbation: A Randomized Clinical Trial. JAMA 2017; 317:2177-2186.

23. Cortegiani A et al. High flow nasal therapy versus noninvasive ventilation as initial ventilatory strategy in COPD exacerbation: a multicenter non-inferiority randomized trial. Crit Care 2020; 24:692.

# 9. NHF-Therapie und COVID-19

Die COVID-19-Pandemie hat die Intensiv- und Beatmungsmedizin vor eine bisher nicht dagewesene Situation gestellt. Nicht nur die fehlenden Ressourcen, sondern auch die Unkenntnis über die optimale Atemunterstützung sind seit Auftauchen der Erkrankung Gegenstand lebhaft geführter Diskussionen. Anfangs lag die Intubationsrate bei 70-90 %. Zusätzlich beschrieben Gattatoni et al. bei einer Coronainfektion erstmals Formen des Atmungsversagens, welche sich nicht wie ein klassisches ARDS verhalten. Nicht nur diese Beobachtung, sondern auch die limitierten Ressourcen führten zu einem verstärkten Einsatz nicht-invasiver Atemunterstützungsmethoden. Denkt man hierbei an die nicht-invasive Beatmung (NIV), so liegen allerdings wie auch bei der klassischen Pneumonie kaum Daten vor, welche den Einsatz in dieser Situation empfehlen [1].

Eine COVID-19-Erkrankung wie auch die klassische Influenzainfektion zeigen gehäuft eine schwere Oxygenierungsstörung, welche im ungünstigsten Fall zu einer Intubation führt. Eine mit den Daten vor der Pandemie durchgeführte Metaanalyse von Ferreyro et al. zeigte deutlich, dass der NHF bei der akuten hypoxämischen respiratorischen Insuffizienz der Sauerstoffgabe überlegen ist. Die NIV-Therapie war zwar ebenso mit einem Vorteil hinsichtlich der Mortalität und Intubationsrate dokumentiert, jedoch war in der Sensiti-

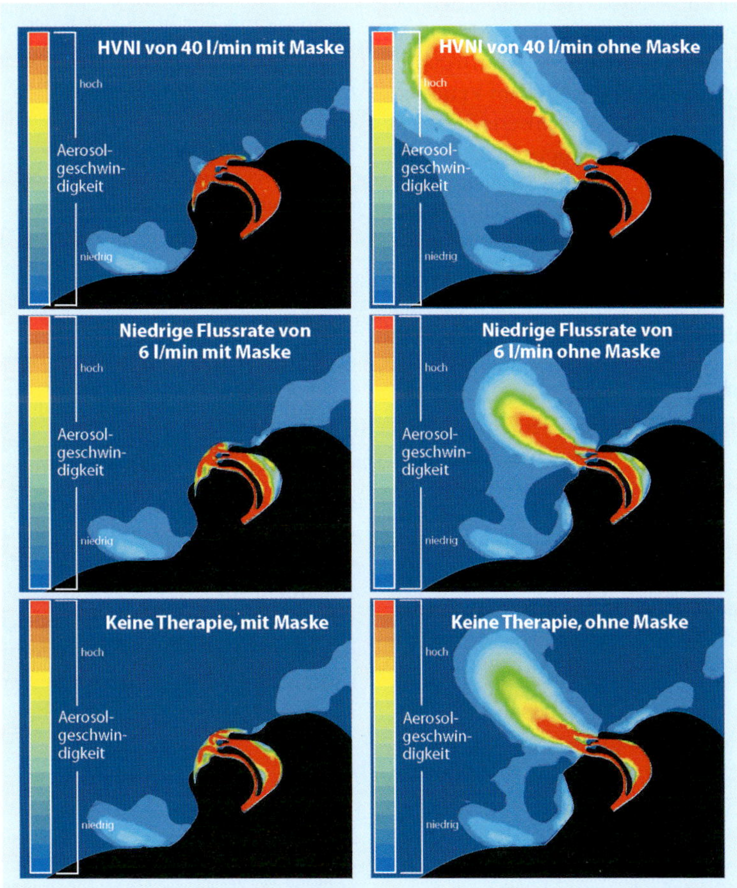


***Abb. 9.1:*** Grafische Darstellung der Freisetzung von Aerosolen in die Umgebung bei verschiedenen Formen der Beatmung mit und ohne Maske. Das Tragen eines Mund-Nasenschutzes verhindert die Freisetzung von Aerosolen in die Umgebung wirksam. **HVNI**: *High Velocity Nasal Insufflation*. Modif. nach [12].

vitätsanalyse (nach Herausnahme der Patienten mit COPD in den untersuchten Studien) der Effekt nicht mehr signifikant [2]. Dies unterstützt die Annahme, dass der NHF gerade bei der viral bedingten hypoxämischen respiratorischen Insuffizienz das Mittel der Wahl sein könnte.

Einige aktuelle Studien der Corona-Pandemie unterstützen diese These. Wang et al. beschrieben erstmals den Einsatz bei diesen Patienten und dokumentierten eine Intubationsvermeidung in mehr als der Hälfte der Fälle [3]. Eine randomisiert kontrollierte Studie von 22 Patienten wies eine bessere Oxygenierung und ein Absenken der Atemfrequenz unter NHF im Vergleich zur Standardsauerstofftherapie nach [4]. Eine italienische Beobachtungsstudie analysierte NHF, CPAP und NIV bei Patienten mit COVID-19-Pneumonie. Hier zeigten sich im Vergleich zur CPAP-Therapie NHF und NIV hinsichtlich der 30-Tage-Mortalität und der Intubationsrate überlegen. Der in der Untersuchung gezeigte Vorteil des NHF im Vergleich zur NIV ist am ehesten auf die schwerere Oxygenierungsstörung in der NIV-Gruppe bei der Baseline zurückzuführen [5]. Weitere Studien dokumentieren eine signifikante Intubationsvermeidung im Vergleich zur Sauerstofftherapie sowie der Zeit auf einer Intensivstation und am Beatmungsgerät [6, 7]. Diese Beobachtungen führten zu der Empfehlung in der jetzigen Pandemie den NHF als Therapie der Wahl zu betrachten [8]. Dies ist in den Empfehlungen einer Reihe wissenschaftlicher Gesellschaften fest implementiert [9]. Zu diesem Thema werden in den nächsten Monaten qualitativ hochwertige Studien verfügbar sein. Die bisherigen Untersuchungen sind in der Mehrzahl der Fälle retrospektiv oder genügen den Anforderungen an gute Studien nicht. Somit ist momentan eine abschließende Bewertung noch nicht möglich.

Eine Reihe von Bedenken hinsichtlich der Aerosolbildung verhinderten den Einsatz bereits zu Beginn der Pandemie. Auch hierdurch wurde die frühe Intubation getriggert, um gerade das medizinische Personal vor Ansteckungen zu schützen. Daten aus 2019 legen jedoch nahe, dass diese Aerosole gerade einmal 17 cm bei einem Fluss von 60 l/min und einer normalen Lungenfunktion nachweisbar waren. Bei geringeren Flussraten und schwerer Einschränkung der Atmung waren die Distanzen deutlich geringer [10]. Verglichen mit anderen Oxygenierungsdevices (Venturi-/Non-rebreather-Maske) war die Dispersion von Aerosolen jedoch geringer [11]. Doch auch hierzu wird es in Zukunft noch mehr gute Untersuchungen geben. Mehr und mehr kristallisiert sich anhand klinischer Daten heraus, dass das Tragen eines Mund-Nasenschutzes über der Nasenbrille des NHF die Freisetzung von Aerosolen in die Umgebung wirksam verhindert (☞ Abb. 9.1) [12]. Dies konnte bereits in einer klinischen Studie von Westafer et al. verifiziert werden. Als Outcome-Parameter wurden in den beiden Gruppen medizinischen Personals, welche Patienten mit oder ohne NHF-Nutzung betreuten, die Rate an Infektionen mit COVID-19 gemessen. Es zeigte sich in der NHF-Gruppe keine erhöhte Infektionsrate [13]. Somit kann der NHF zusammen mit einem Mund-Nasenschutz über den NHF-Prongs sicher genutzt werden. Fazit: Insgesamt kann der NHF mit einem Mund-Nasenschutz sicher während der derzeitigen Pandemie appliziert werden. Viele Beobachtungsstudien und retrospektive Erhebungen weisen einen positiven Effekt auf die Atmung und das Outcome nach. Eine sichere Aussage über den Stellenwert in der Pandemie erwarten wir in Kürze. Der Einsatz insbesondere bei der hypoxämischen respiratorischen Insuffizienz scheint jedoch bereits jetzt gerechtfertigt.

## 9.1. Zusammenfassung

Im Rahmen einer COVID-19-Erkrankung sollte der NHF als primäre Oxygenierungsstrategie genutzt werden. Auf Grund der jedoch wenigen randomisiert kontrolliert gewonnenen Daten ist eine abschließende Bewertung derzeit noch nicht möglich. Ebenso fehlen Untersuchungen, welche andere nicht-invasive Atemunterstützungssyteme (NIV/CPAP) mit dem NHF vergleichen. Bei geeigneten Maßnahmen zur Verhinderung einer Aerosoltransmission ist nach derzeitigem Kenntnisstand die NHF-Anwendung sicher.

## Literatur

1. Rochwerg B, Brochard L, Elliott MW, et al. Official ERS/ATS clinical practice guidelines: noninvasive ventilation for acute respiratory failure. Eur Respir J 2017; 50(2):1602426. doi:10.1183/13993003.02426-2016.

2. Ferreyro BL, Angriman F, Munshi L, et al. Association of Noninvasive Oxygenation Strategies With All-Cause Mortality in Adults With Acute Hypoxemic Respiratory

Failure. JAMA 2020;324(1):57-11. doi:10.1001/jama.2020.9524.

3. Wang K, Zhao W, Li J, Shu W, Duan J. The experience of high-flow nasal cannula in hospitalized patients with 2019 novel coronavirus-infected pneumonia in two hospitals of Chongqing, China. Ann Intensive Care. Published online March 29, 2020:1-5. doi:10.1186/s13613-020-00653-z.

4. Teng X-B, Shen Y, Han M-F, Yang G, Zha L, Shi J-F. The value of high-flow nasal cannula oxygen therapy in treating novel coronavirus pneumonia. Eur J Clin Invest 2020;58(4):e13435. doi:10.1111/eci.13435.

5. Franco C, Facciolongo N, Tonelli R, et al. Feasibility and clinical impact of out-of-ICU noninvasive respiratory support in patients with COVID-19-related pneumonia. Eur Respir J 2020;56(5):2002130. doi:10.1183/13993003.02130-2020.

6. Mellado-Artigas R, Ferreyro BL, Angriman F, et al. High-flow nasal oxygen in patients with COVID-19-associated acute respiratory failure. Crit Care 2021;25: 58. doi:10.1186/s13054-021-03469-w

7. Bonnet N, Martin O, Boubaya M, et al. High flow nasal oxygen therapy to avoid invasive mechanical ventilation in SARS-CoV-2 pneumonia: a retrospective study. Ann Intensive Care 2021;11:37. doi:10.1186/s13613-021-00825-5

8. Alhazzani W, Evans L, Alshamsi F, et al. Surviving Sepsis Campaign Guidelines on the Management of Adults With Coronavirus Disease 2019 (COVID-19) in the ICU: First Update. Crit Care Med 2021;49(3):e219-e234. doi:10.1097/ccm.0000000000004899.

9. Winck JC, Ambrosino N. COVID-19 pandemic and non invasive respiratory management: Every Goliath needs a David. An evidence based evaluation of problems. Pulmonology 2020;26(4):213-220. doi:10.1016/j.pulmoe.2020.04.013.

10. Hui DS, Chow BK, Chu L, et al. Exhaled Air Dispersion during Coughing with and without Wearing a Surgical or N95 Mask. Jhaveri R, ed. PloS one 2012;7(12):e50845-7. doi:10.1371/journal.pone.0050845.

11. Li J, Fink JB, Ehrmann S. High-flow nasal cannula for COVID-19 patients: low risk of bio-aerosol dispersion. Eur Respir J. 2020 May 14;55(5):2000892. doi: 10.1183/13993003.00892-2020.

12. Leonard S, Jr. CWA, Walsh BK, et al. Preliminary Findings on Control of Dispersion of Aerosols and Droplets During High-Velocity Nasal Insufflation Therapy Using a Simple Surgical Mask. Chest. Published online April 2020:1-8. doi:10.1016/j.chest.2020.03.043.

13. Westafer LM, III WES, Salvador D, Medarametla V, Schoenfeld EM. No evidence of increasing COVID-19 in health care workers after implementation of high flow nasal cannula: A safety evaluation. Am J Emerg Med. Published online October 2020:1-5. doi:10.1016/j.ajem.2020.09.086.

# 10. Abkürzungsverzeichnis

| Abkürzung | Bedeutung |
|---|---|
| AECOPD | Akute Exazerbation einer COPD |
| AHRF | Akute hypoxämische respiratorische Insuffizienz |
| AMV | Atemminutenvolumen |
| APACHE | Scoresystem (= *Acute Physiology and Chronic Health Evaluation*) |
| AHRF | Akutes hypoxämisches Atemversagen |
| BAL | Bronchoalveoläre Lavage |
| BMI | Body-Mass-Index |
| BTS | *British Thoracic Society* |
| CI | Konfidenzintervall |
| $cmH_2O$ | Zentimeter Wassersäule |
| $CO_2$ | Kohlen(stoff)dioxid |
| COPD | Chronisch obstruktive Lungenerkrankung |
| COVID | *Corona Virus Disease* |
| CPAP | *Continuous positive airway pressure* |
| DNR | *Do-not-resuscitate*-Anordnung |
| EELI | Endexspiratorische Lungenimpedanz |
| EELV | Endexspiratorisches Lungenvolumen |
| EIT | Elektrische Impedanztomographie |
| $FEV_1$ | 1-Sekunden-Kapazität |
| $FiO_2$ | Inspiratorische Sauerstofffraktion |
| $HCO_3^-$ | Bikarbonat |
| ILD | Interstitielle Lungenerkrankung |
| LTOT | Langzeit-Sauerstofftherapie |
| nCPAP | Nasaler *continuous positive airway pressure* |
| NHF | Nasaler High-Flow |
| NIV | Nicht-invasive Ventilation bzw. Beatmung |
| NPPV | Nicht-invasive Überdruckbeatmung |
| $O_2$ | Sauerstoff |
| $p_aCO_2$ | Arterieller Kohlen(stoff)dioxid-Partialdruck |
| $p_aO_2$ | Arterieller Sauerstoff-Partialdruck |
| PEEP | Positiver endexspiratorischer Druck |
| $PEEP_i$ | Intrinsischer positiver endexspiratorischer Druck |
| $p_{es}$ | Ösophagusdruck |
| PPC | Postoperative Lungenkomplikationen |
| $PTP_{di}$ | Transdiaphragmatisches Druck-Zeit-Produkt |
| $PTP_{es}$ | Ösophagus-Druck-Zeit-Produkt |
| RCT | Randomisierte kontrollierte Studie |
| RIP | Respiratorische induktive Plethysmographie |
| $S_aO_2$ | Arterielle Sauerstoffsättigung |
| SD | Standardabweichung |
| SOT | Sakro-Okzipital-Technik |
| $S_pO_2$ | Periphere kapillare Sauerstoffsättigung |
| $V_D$ | Totraumvolumen |
| $V_D/V_T$ | Totraumquotient |
| V/Q | Ventilations-Perfusions-Quotient (errechnet aus der pulmonalen Ventilation V und der Lungenperfusion Q, die dem Herzzeitvolumen entspricht) |
| $V_T$ | Atemzugvolumen |
| WOB | Atemarbeit (*work of breathing*) |

***Tab. 10.1:*** Auswahl von im Buch verwendeten Abkürzungen und deren Bedeutung. Weitere Abkürzungen sind in deren direktem Umfeld oder in Abbildungs- und Tabellenlegenden erklärt.

# Index